全国高等医药院校医学检验技术专业特色教材

供医学检验技术专业用

医学检验导论

第 2 版

主　审　刘成玉

主　编　龚道元　林发全　李一荣

副主编　闫海润　刘双全　张式鸿　金英玉　王小中

人民卫生出版社

·北　京·

图书在版编目（CIP）数据

医学检验导论 / 龚道元，林发全，李一荣主编. —
2 版 . —北京：人民卫生出版社，2024.5（2024.12重印）
ISBN 978-7-117-36333-4

Ⅰ.①医… Ⅱ.①龚… ②林… ③李… Ⅲ.①医学检
验—医学院校—教材 Ⅳ.① R446

中国国家版本馆 CIP 数据核字（2024）第 096505 号

| 人卫智网 | www.ipmph.com | 医学教育、学术、考试、健康，购书智慧智能综合服务平台 |
| 人卫官网 | www.pmph.com | 人卫官方资讯发布平台 |

医学检验导论
Yixue Jianyan Daolun
第 2 版

主　　编：龚道元　林发全　李一荣
出版发行：人民卫生出版社（中继线 010-59780011）
地　　址：北京市朝阳区潘家园南里 19 号
邮　　编：100021
E - mail：pmph @ pmph.com
购书热线：010-59787592　010-59787584　010-65264830
印　　刷：河北环京美印刷有限公司
经　　销：新华书店
开　　本：850 × 1168　1/16　印张：8　插页：2
字　　数：215 千字
版　　次：2016 年 9 月第 1 版　2024 年 5 月第 2 版
印　　次：2024 年 12 月第 3 次印刷
标准书号：ISBN 978-7-117-36333-4
定　　价：50.00 元
打击盗版举报电话：010-59787491　E-mail：WQ @ pmph.com
质量问题联系电话：010-59787234　E-mail：zhiliang @ pmph.com
数字融合服务电话：4001118166　　E-mail：zengzhi @ pmph.com

龚道元　硕士，教授

出生于湖南澧县，1985 年本科毕业于湖南师范大学医学院医学检验专业，1985—1990 年在中南大学湘雅二院检验科工作，1993 年硕士毕业于广东医学院（现广东医科大学）。1993 年至今在佛山大学医学院工作任检验系主任；兼任人民卫生出版社全国高等职业教育检验专业教材建设评审委员会委员、全国高等医药院校医学检验本科"十四五"规划教材建设委员会副主任委员（华中科技大学出版社）。曾主编医学检验技术专业特色教材 20 多部，发表论文 30 多篇。

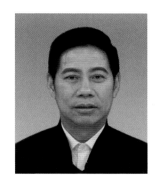

林发全　硕士，教授，博士生导师

出生于广西壮族自治区平南县，1989 年本科毕业于湖南医科大学（现中南大学）医学检验专业，1989 年至今在广西医科大学第一附属医院检验科工作，现任检验科主任、临床检验学教研室主任；兼任广西医师协会第一届检验医师分会主任委员。曾主编《实验诊断学》《医学检验导论》《临床检验基础》，已发表论文 130 多篇，其中 50 多篇被 SCIE 数据库收录。

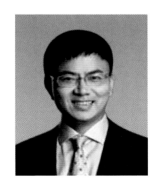

李一荣　博士，教授，博士生导师

出生于湖南省邵阳市，1994 年本科毕业于湖南医科大学（现中南大学）医学检验专业，2004 年博士毕业于华中科技大学，2006—2015 年在华中科技大学同济医学院附属协和医院工作。2015 年至今在武汉大学中南医院任检验科主任；兼任中国高等教育学会医学教育专业委员会医学检验学组常任委员、中华检验教育学院湖北分院副院长。以第一作者或通讯作者在 *JAMA* 等杂志发表论文 50 余篇，获国家发明专利一项。

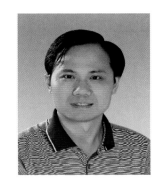

编　委

（按姓氏笔画排序）

王小中	南昌大学第二附属医院	张晨光	新乡医学院
王元松	青岛大学	陈　鑫	佛山大学
王俊利	右江民族医学院	陈大鹏	重庆医科大学附属儿童医院
王胜娥	青岛滨海学院	范　文	长江大学附属第一医院
邓小燕	广州医科大学	林发全	广西医科大学第一附属医院
吕　虹	首都医科大学附属北京天坛医院	岳保红	郑州大学第一附属医院
刘　艳	吉首大学	金英玉	哈尔滨医科大学附属第一医院
刘　湘	湖北中医药大学	郑佳佳	北京大学第三医院
刘双全	南华大学附属第一医院	赵晋英	邵阳学院
刘洪波	桂林医学院	胡志坚	九江学院
闫海润	牡丹江医科大学附属红旗医院	袁仕善	湖南师范大学
阮　杰	广东医科大学	徐建萍	福建医科大学
孙林英	山东第一医科大学	高春艳	哈尔滨医科大学
李　琪	牡丹江医科大学附属红旗医院	郭晓兰	川北医学院
李　锐	湖南医药学院第一附属医院	黄宪章	广州中医药大学第二附属医院
李一荣	武汉大学中南医院	梅传忠	蚌埠医科大学
杨军军	温州医科大学	龚道元	佛山大学
应斌武	四川大学华西医院	梁小亮	厦门医学院附属第二医院
冷　平	成都中医药大学	葛晓军	遵义医科大学第二附属医院
张式鸿	中山大学附属第一医院	傅琼瑶	海南医科大学
张丽霞	南京医科大学第一附属医院	颜慧敏	深圳市儿童医院

编写秘书　刘　湘　阮　杰　徐建萍

近 30 多年来,医学检验飞速发展,在人体健康评估、疾病诊断、疗效观察、预后预测以及精准医疗等方面发挥越来越重要的作用,被誉为临床医学的"侦察兵"。但是,选择医学检验技术专业的大学新生可能对专业知之甚少,并对其发展前景存在疑惑。如何让医学检验技术专业学生接受正确而规范的专业导论教学,从而让学生全面了解医学检验技术专业的发展历史和发展前景,提高学生对专业的认同度和自豪感是目前面临的一个重要课题。对于大学生来说,树立正确的人生观和价值观,确立自己的奋斗目标,制订自己学业计划和设计未来的职业规划;学会如何学习、如何做人、如何做事,培养自己的专业素养和综合素质也是非常重要的。本书对以上几个方面的内容均有涉及,这也是我们编写《医学检验导论》的初衷。通过本课程的学习能够帮助医学检验技术专业的学生形成较系统的专业认识,满足社会大众了解医学检验技术专业内涵和发展趋势的要求,从而达到让学生了解、热爱所学专业、培养专业兴趣的目的。本书可供医学检验技术专业的大学生作为"新生课"或"专业导论课"的教材使用或者是关心医学检验技术专业的社会各界人士参考。

《医学检验导论》作为医学检验技术专业的一门学科基础课程和进入专业学习的入门课程。本书包括 12 章,分别是医学分类与医学基本范畴、医学检验形成与发展、医学检验教育与课程体系、医学检验技术专业的学习、医学检验人员知识能力与素质、医学检验职业发展方向与职业岗位、医学检验硕士研究生考试指导、医学检验人员职业道德、医学检验人员人际沟通与人际关系、临床实验室有关的法律法规、职业理想与职业生涯规划等。

很多学校已经开设了"新生课"或"专业导论课",但一直没有相关教材,为教学的开展带来了很大的不便。本教材的编写,是一次新的尝试和探索,是开创性的教材建设工作,编写哪些内容,每章内容写到什么程度,怎么编写,没有标准参照物。因此,编写人员是摸着石头过河,有待在教学实践中不断充实和完善,希望起到抛砖引玉的作用。

《医学检验导论》在编写的过程中得到许文荣教授、刘成玉教授的耐心指导,提出了许多宝贵的意见和建议,在此谨表示衷心的感谢。感谢各位编者,他们的大力支持和真诚合作,使得《医学检验导论》按期问世。

尽管各位编者在编写过程中倾心尽力,但由于时间短促,编者水平有限,难免有疏漏之处,恳请使用本书的教师、学生以及临床检验工作者提出宝贵意见,以便今后进一步修订和完善。

龚道元　徐克前　林发全

2016 年 7 月

你知道什么是医学检验吗？医学检验技术专业在大学期间要学哪些课程？毕业后就业情况如何？在医疗卫生工作中起到什么作用？医学检验的过去、现在、未来又是什么样的？

2008 年，佛山大学（原佛山科学技术学院）医学院医学检验系在全国率先开设了"医学检验导论"课程。在人民卫生出版社的支持下，2015 年我们组织全国高校医学检验技术专业的专家编写了国内首部《医学检验导论》教材，并于 2016 年 9 月顺利出版。"医学检验导论"这门课程及《医学检验导论》教材深受广大高校医学检验技术专业师生的欢迎，在全国本科、专科院校医学检验技术专业教学中得以不断应用和推广。

近年来，国内医学检验技术专业发展非常迅速，在新冠病毒检测及防控工作中大放异彩，使医学检验技术专业更为大众所熟知。为充分展现医学检验在医疗卫生工作中的重要作用，充分反映当前医学检验发展成果，做到与时俱进，我们认为有必要再版《医学检验导论》教材。

本版教材共十章。为更加贴近当前医学检验发展实际，我们对上一版教材进行了充分的修订。其中，增加了"医学的起源与发展"章节的内容，使同学们对医学发展史和未来发展前景有一定的认识，从而更加容易理解"医学检验的形成与发展"的内容；另外，在第四章、第八章和第九章分别增加了"医学检验的形成与发展""研究生阶段学习指导"以及"医学伦理学"等相关内容。近年，由于第三方临床实验室和体外诊断产业的快速发展，其重要性日趋显著，本书丰富了"独立临床实验室"和"体外诊断产品企业"两节的内容。

《医学检验导论》在再版的过程中得到了刘成玉教授的耐心指导，给予我们许多宝贵的意见和建议，我们在此表示衷心的感谢。同时，我们还要感谢各位编者的辛勤付出，感谢人民卫生出版社的大力支持和真诚合作，使《医学检验导论》得以顺利再版。

由于时间短促，编者水平有限，难免有错误疏漏，恳请使用本书的教师、学生以及临床检验工作者提出宝贵意见，以便今后进一步修订和完善。

龚道元　林发全　李一荣

2023 年 11 月

目　录

第一章
绪　论

第一节　医学检验与临床实验室概述

一、医 学 检 验

医学检验（medical laboratory sciences，MLS）是对来自人体的各种标本进行微生物学、免疫学、生物化学、分子生物学、遗传学、血液学、生物物理学、细胞学等方面的检查，并获取相应的检查结果，为人体健康评估、疾病预防、诊断与鉴别诊断、治疗及预后提供客观依据的一门学科。到了 21 世纪，医学检验技术快速发展，在医学实践中作用越来越大，医学检验人员不仅对人体标本进行各种检查，提供人体健康评估、疾病诊疗信息，而且还负有对提供的检验信息进行解释、评价，实施临床咨询的职责，并能够积极参与患者疾病治疗等过程。2000 年，国内医学检验权威杂志《中华医学检验杂志》改名为《中华检验医学杂志》，由此，"医学检验" 和 "检验医学" 两种说法并存。

17 世纪初，显微镜的发明、改进，并应用于医学领域是医学检验发展过程中的重要节点。后来，细菌学的发展、染色及化学定量分析等技术的应用又大大推动了医学检验技术的进步和发展。当今，检验医学科已成为一门综合性、交叉性的学科，能将物理、化学、生物的技术和方法应用到临床医学领域，对疾病的预防、诊断和治疗起到非常重要的作用。临床实验室提供的医学检验信息可占患者全部诊疗信息的 60% 或以上。因此，检验科已经成为医疗机构关键部门之一，被称为医疗卫生战线上的 "侦察兵"。

二、临床实验室

1. 临床实验室的定义　临床实验室（clinical laboratory）在我国大多数医疗机构习惯被称为检验科（department of clinical laboratory）。在许多国家如美国，医院的临床实验室主要指病理科（pathology department），包括临床病理室和组织病理室两部分，其中临床病理室相当于现今我国医院的检验科（化验室、检验中心等），组织病理室相当于病理科；在日本，临床检验部门与其他物理、化学检查部门如临床病理室、心电图检查室、超声检查室等一起作为一个整体的检查部门为临床提供服务。

2006 年卫生部（现国家卫生健康委员会）颁布的《医疗机构临床实验室管理办法》将临床实验室定义为：对取自人体的各种标本进行生物学、微生物学、免疫学、化学、血液免疫学、血液学、生物物理学、细胞学等检验，并为临床提供医学检验服务的实验室。

国际标准化组织（international organization for standardization，ISO）在《医学实验室 - 质量和能力的专用要求》（ISO 15189：2012）中对临床实验室定义为：以提供人类疾病诊断、预防、治疗人体疾病或评估人体健康的相关信息为目的,对来自人体的材料进行生物学、微生物学、免疫学、化学、血液免疫学、血液学、生物物理学、细胞学、病理学、遗传学或其他检验的实验室。该类实验室也可提供涵盖其各个方面活动的咨询服务,包括结果解释和为进一步的适当检查提供建议。

2. 临床实验室类型　临床实验室大多属于医疗机构。医疗机构临床实验室根据其是否具有独立的法人资格,可以分为以下2类。

(1)非独立临床实验室:附属于其他医疗机构,本身并不是一个独立的医疗机构。在我国,此种模式目前占绝大多数。例如:医院内的检验科,部分临床科室的实验室,门诊部、诊所的实验室,妇幼保健院(所)的实验室,性病、结核病防治院(所)的实验室,采供血机构的实验室,疾病预防控制中心从事人体健康检查的实验室,疗养院,体检中心,等。

(2)独立临床实验室:又称第三方实验室或医学检验所等,以公司形式存在的独立医疗机构,是在卫生行政部门许可下,具有独立法人资格的、专业从事医学检验检测的机构,主要为各级医疗机构提供专业的临床检验与病理诊断技术等服务。

需要注意的是,临床病理检验室、法医检验实验室,以及检查结果不用于临床诊疗的医学科学实验室都不属于临床实验室范畴。

仅仅收集或制备样本的机构,检测样本或检验报告邮寄和分发中心,尽管可以作为大型实验室网络体系的一部分,也不能称为临床实验室。

3. 构成临床实验室的主要要素　人体的各种标本检查在临床实验室完成,涉及的要素主要有检验人员、标本、检验项目、检查方法、仪器设备、试剂及耗材(如试管、采血针、玻片等)及检验结果等,其中检验结果分为定性、定量或者描述性检验结果三种形式。如某病毒抗体检查"阳性"是定性检验结果,血糖10.5mmol/L是定量检验结果。

高校医学检验技术专业是为临床实验室、体外诊断(in vitro diagnostics, IVD)企业等培养医学检验专业人才而设。

(龚道元　黄宪章)

第二节　医学检验在医学中的作用和地位

一、医学检验在医疗卫生中的作用

医学检验在医学中,特别是在临床医学中起着非常重要的作用,主要表现在下列5个方面。

1. 在健康评估和疾病预防中的作用　随着社会卫生保健事业、医疗技术的发展及个人、社会经济力的提高,越来越多的人开始关注、追求身心健康和生命质量。治未病理念深入人心,健康体检、疾病预防和疾病筛查已经成为医疗行业的重要内容。如对某些疾病高危人群进行体检筛查,可及时了解其健康状况,纠正不良的饮食和起居,指导生活,建立合理良好的生活习惯,及早采取干预措施,强化预防疾病的主动性,达到减少疾病发生、促进健康的目的。个人进行定期检查,可以使人们"早发现、早诊断、早治疗"。随着分子生物学检测技术的发展,医学检验将有可能开展个体某些疾病的易感基因,甚至全基因组的测定,从而预测疾病风险,提出并实施个体化预防方案。

如检查结果显示人体甘油三酯、胆固醇升高或者低密度脂蛋白降低时,就要注意饮食清淡,少吃脂肪类食品,加强运动并定期复查。如从标本中检测出具有传染性的致病性病毒、细菌和寄生虫,可对感染人群进行必要的隔离,防止感染他人,同时尽早为感染人群提供治疗。

2. 在确定诊断、鉴别诊断和辅助诊断中的作用　诊断是指从医学角度对人们的精神和体质状态作出的判断。有些检验项目可用于疾病的确定诊断,如结核分枝杆菌培养对于结核病的诊断、骨髓细胞学检查对于某些血液病的诊断、血糖检测对于糖尿病的诊断等;有些检验项目可用于疾病的鉴别诊断,如血和尿中的胆红素测定有利于黄疸的鉴别诊断等;大部分检验项目是用于疾病的辅助诊断,如肝、肾功能试验等。

3. 在疗效判断和预后判断中的作用　检验结果可用于追踪疾病发展进程,监测治疗效果,指导临床用药。如对致病菌株进行药物敏感试验,帮助临床医生选取敏感的抗生素;血药浓度测定等对指导临床用药也十分重要。检验结果还可用于监测治疗效果,如乙肝病毒DNA定量测定可有效反映体内乙肝病毒的含量和复制程度,用于乙肝病毒治疗的疗效判断。

检验结果也可提供预后信息,如肌酐测定对尿毒症的预后判断很有价值,血肌酐值越高,说明肾病越严重,预后不良;某些肿瘤标志物可用于对肿瘤患者病情转归的评估,如肿瘤患者手术后肿瘤标志物水平高或持续不降低,常常预示预后不良;其降低后又重新升高,提示肿瘤复发。

4. 在疾病调查和卫生监测中的作用　在进行疾病调查时,除对人群进行体检和其他检查外,须进行必要的实验室检查,为卫生健康和疾病调查提供客观的量化依据。通过调查了解社会卫生状况、发病规律、健康水平、各种致病原因等情况,相关机构建立社会和环境卫生档案,为制定卫生法规,设定保健和医学教育机构设置的布局、数量、规模提供实验数据;有目的地对某些疾病进行人群普查,如肿瘤疾病、心脑血管疾病、传染性疾病等,了解区域发病率和发病的高危人群,制订防病措施。

5. 在医学科研中的作用　临床实验室的健康体检数据和各种患者的检查结果可作为相关医学研究的资料。临床实验室的技术、设备也为科研项目的开展提供平台。

总之,检验结果为临床医生提供了相关疾病诊断、治疗、预后判断等方面的重要信息,而且检验结果已从过去简单的诊断提示作用发展到目前多方位的用途。针对不同个体、不同状态、不同时间、不同目的等,检验结果的分析与解释日益被重视,越来越多医学检验研究人员正在往前瞻性和主动性研究方向发展,并在临床研究事业中,发挥着越来越重要的作用。

二、医学检验在医学中的地位

1. 人民群众的健康离不开医学检验　健康中国是中国走向强国、繁荣复兴的基础,医学检验为健康中国发挥着重要的作用。随着我国社会、经济高速发展,人们生活节奏加快、竞争压力变大,生活和行为方式不健康、食品安全危机、环境污染及人口老龄化等问题日益严重,心血管疾病、呼吸系统疾病、肿瘤疾病、传染性疾病等发病率越来越高。定期的健康体检,可以及时有效地评估人体健康状况,指导人们加强运动,建立良好的生活习惯,预防疾病,促进健康,进而提高国人身体素质。另外,有些检验结果能够提示发生某种疾病的风险增高,可以用于疾病发生风险评估,做到"早发现、早诊断、早治疗",预防疾病的发生,降低重症疾病发生率,延长寿命,提高生命质量,同时降低医疗成本,减轻国家财政负担。

因此,现在健康体检、肿瘤标志物筛查等已逐渐普及,医疗活动对医学检验的需求和依赖越来越大,医学检验不仅在医学中的地位越来越重要,而且医学检验人员得到广泛认可和尊重,社会地位越来越高。

2. 疾病诊疗离不开医学检验　以往,医学检验检测项目少,对临床诊断的价值不大,在医院并不受重视,因此常被称为医院的辅助科室。但是近30年来,医学检验发展迅速,出现了以临床实验室自动化、信息化和管理标准化为特征的新趋势。伴随生物技术的飞速发展,检验项目快速增加,各医院检验科尤其是第三方实验室开展的检验项目越来越多,为人体健康评估和疾病治疗提供客观依据。大部分临床决策的信息均来自临床实验室。

目前,医学检验已从临床医学的辅助科室逐渐发展成为一门独立的学科,临床检验的工作模式也从"以标本为中心,以提供检验数据为目的的单纯的、被动的实验室检验"逐渐发展成为"以患者为中心,以疾病的诊断和治疗为目的的主动参与"。一方面,医学检验结果为疾病诊断、治疗、疗效观察及预后判断提供更为直接的科学依据;另一方面,医学检验人员还要走出实验室,参与临床咨询、查房、会诊等,为患者提供服务,包括选择合理的检验项目,检验分析前的质量控制,对检验结果的解释和评价等。

随着精准医学逐渐普及,个性化诊断、治疗已成为重要的发展趋势。精准医学离不开医学检验,医学检验是精准医学的排头兵。随着分子生物学、基因测序技术的发展,以及基因检测和基因诊断广泛应用于临床,这些新技术的发展与应用将会促成"精准医学检验",使医学检验进入一个新阶段。

总之,医学检验已经成为循证医学的基础、转化医学的途径和精准医疗的核心,是疾病诊疗的"侦察兵"和"情报系统"。医疗机构的临床实验室也逐步发展成为有效解决临床诊断和观察疗效能力的现代化医学实验中心。医学检验发生了革命性的变化,正从临床医学的边缘走向舞台中央,医学检验在整个卫生医疗活动中的地位越来越重要。

(颜慧敏　梅传忠)

第三节　医学检验导论的学习目的、内容和方法

1. 学习目的　使医学检验技术专业新生在步入大学之初就能接受全面、系统的专业启蒙教育,全面了解医学检验技术专业的过去、现在和未来发展趋势,医学检验在医疗卫生中的重要作用、地位以及检验专业的发展前景,提高他们对本专业的认同度和自豪感,进而喜欢和热爱医学检验技术专业,树立崇高的理想,培养自己的专业情怀,确立自己的奋斗目标,制订自己学业计划和设计未来的职业规划。医学检验技术专业学生应珍惜大学学习生活,提高自身综合素质与心理素质,学会换位思考和付出奉献,持之以恒、刻苦努力学习,提高发现问题、解决问题的能力,立志为医学检验技术专业的建设和发展添砖加瓦,为医学检验事业做出应有的贡献。同时,医学检验技术专业学生应具有良好的医德医风和职业道德,从业后做到德艺双馨。

2. 学习内容　包括:绪论,医学模式、观念与研究基本范畴,医学的起源与发展,医学检验的形成与发展,医学检验教育,医学检验技术专业的学习指导,医学检验技术专业学生就业指引,医学检验技术专业学生升学指导,临床实验室安全、质量及信息管理,临床实验室有关的法律与法规。

3. 学习方法　让同学们了解医学,了解医学检验技术专业,了解大学生知识、素质及能力培养,了解就业岗位及研究生考试等内容。在学习本课程时,除了课堂学习外,医学检验技术专业学生还可以通过网络渠道了解更多关于医学检验行业发展情况,或可自行组织召开座谈会,邀请专业教师、师兄师姐、优秀校友介绍专业发展趋势和发展前景,到医院检验科、体外诊断企业了解就业岗位情况和对检验人才知识、素质和能力需求情况,甚至组织以"我了解的医学检验技术专业""医学检验技术专业在卫生医疗中的地位和作用""医学检验技术专业发展前景""大学期间如何培养自己综合素质与情商""我的大学与职业规划"等为主题的讲课或者演讲比赛。

(杨军军　龚道元)

思 考 题

1. 什么是医学检验、临床实验室？
2. 构成临床实验室涉及哪些主要要素？
3. 医学检验在卫生医疗中有何作用？
4. 学习医学检验导论课程的目的有哪些？

第二章
医学模式、观念与研究基本范畴

第一节　医学定义、学科及专业分类

一、医 学 定 义

医学与社会、文化、经济的发展水平密切相关,医学的定义也是随着社会的发展而不断变化。我国的《科学技术词典》给医学的定义:医学是旨在保护和加强人类健康、预防和治疗疾病的科学知识体系和实践活动。医学与生物学、物理学、化学等学科都有着密切的联系。医学关注的不只是人体的器官和疾病,更是人(身体和心理)的健康和生命。

二、医学学科分类

作为一门综合性强的学科,医学已形成了一个庞杂的知识与技术并存的学科体系,而学科分类日趋精细,各学科之间又交互渗透、辩证发展,由此形成了当代医学科学体系。根据相应的原则对医学进行学科分类,使其系列化、实用化,这对于医学研究、组织管理、学科建设及教育都有重要意义。

医学的分类问题实际上就是医学的体系结构及医学各学科之间相互关系的问题。在以往相当长的时间里,医学按照研究内容、对象和方法将其分为基础医学、临床医学和预防医学,而各部分又有不同的专业学科。随着医学科学的不断发展,这种惯用的分类方法已不能充分概括医学领域中各分支学科的现状和全貌。2011年,国务院学位委员会、教育部(www.moe.gov.cn)启动了学科目录修订工作,对学科目录设置与管理的机制进行了改革。新修订后的《学位授予和人才培养学科目录(2011)》已印发,并于2018年4月进行了更新。新目录将学科分为学科门类和一级学科,医学作为其中一个学科门类,下设11个一级学科,分别为基础医学、临床医学、口腔医学、公共卫生与预防医学、中医学、中西医结合、药学、中药学、特种医学、医学技术及护理学,该学科目录是国家进行学位授权审核与学科管理、学位授予单位开展学位授予与人才培养工作的基本依据,适用于硕士、博士的学位授予、招生和培养,并用于学科建设和教育统计分类等工作。

2023年,教育部印发最新版《普通高等学校本科专业目录》,将医学分为基础医学类、临床医学类、口腔医学类、公共卫生与预防医学类、中医学类、中西医结合类、药学类、中药学类、法医学类、医学技术类、护理学类共11个专业类。此外,与医学有关的生物医学工程被划分在工学学科门类中。该目录规定了学科门类、专业类、专业代码、专业名称、学位授予门类及修业年限,这些是设置和调整专业、实施人才培养、安排招生、授予学位、指导就业以及进行教育统计和人才需求预测等工作的重要依据。该目录的实施是我国高等教育改革与发展的一项重要举

措，关系到教育资源的配置和优化，对提高人才培养的质量、促进高等教育与经济社会的紧密结合，都具有重要意义。

（龚道元　黄宪章）

第二节　医学模式与观念

一、医学模式及其演变

医学模式（medical model）是指人们用什么样的观点和方法研究和处理健康和疾病的问题，是对健康和疾病的总体观。一定历史时期的医学模式是根据该时期的科学发展水平、社会需求和技术进步所形成的，它集中体现了该时期医学研究的主要领域、采用的方法和研究的目标。因此，医学模式并非客观存在，而是人们主观上、大脑中的一种观念模式或思维方式。医务工作者自觉或不自觉地运用这种观念模式来组织他的经验和知识，进行医学实践活动。因此，研究医学模式有非常重要的意义。

医学模式的形成源于医学实践，反过来它又对医学研究和实践起着重要的指导作用，从理论上讲，医学产生后医学模式也随之产生。随着社会经济、文化、科学、哲学的发展，医学模式大体经历了古代笼统的整体医学模式、近代的生物医学模式，现正处于向现代的"生物 - 心理 - 社会"医学模式转变之中。

1. 神灵主义医学模式　神灵主义医学模式是医学的原始阶段，是人类早期对自身生理、病理无知和对疾病恐惧的产物，它视疾病为鬼神所致、祖先作祟，使原始的医药活动及卫生习俗带有浓厚宗教、迷信、巫术的色彩。

2. 自然哲学医学模式　在奴隶社会后期到中世纪（公元 5—15 世纪）前的一段时间里，随着社会发展和科学技术水平的提高，人类对自然界有了比较粗浅的认识，对健康与疾病的看法也逐渐发生了改变。人们将这种看法上升、概括为理论，从而产生了朴素的辩证的自然哲学医学观。这种自然哲学医学观以古代自然哲学理论为基础，摆脱了原始社会宗教信仰的束缚，形成了自然哲学医学模式。自然哲学医学模式是经验医学的阶段，常把对自然界所观察到的一般理性认识，即自然哲学，直接用来解释人的生命活动现象和病因，其中包含朴素的唯物主义观点。

3. 机械医学模式　机械医学模式是实验医学的阶段，注重应用近代物理学、化学的成就来探讨人体结构与功能。它对于冲破宗教神学的羁绊，推动医学科学的发展具有历史的进步性，但带有经验论和机械论的片面性。

4. 生物医学模式（biomedical model）　亦称为传统医学模式。15 世纪末到 16 世纪初，随着文艺复兴运动的兴起，旧的经验医学被新兴的实验医学所取代。从 16 世纪人们建立了生物医学体系的第一门学科——解剖学，到 19 世纪末，一个比较完整的生物医学体系基本形成。在生物医学时代，人们对健康和疾病的认识是建立在疾病与病因的单因单果模式之上，即健康是宿主、环境和病因三者之间的动态平衡。当环境变化、致病因子的致病能力强，人群抵抗力下降，这种平衡遭到破坏，疾病由此产生。这种认识从单纯生物学角度出发，通过分析宿主、自然环境和病因三个因素的动态平衡过程来研究疾病与健康现象，而不考虑心理、社会等因素的影响，故而称之为生物医学模式。

从生物医学模式的角度看待人体的疾病和健康，人们认为每一种疾病都可以在器官、组织、细胞或生物大分子中找到可测量的形态或化学变化。这意味着疾病都有其确定的生物学或物理化学原因,并且理应存在针对性的治疗手段。它标志着人类认识、防治疾病的能力大大提高,但由于它仅仅把人看作一个生物机体,忽视了心理、社会等诸多因素对人体健康和疾病的影响,往往造成人们单纯用生物医学的观点去解释病因,使医学限制在疾病治疗的狭窄范围内,因而必然被现代医学模式所代替。

5. 生物-心理-社会医学模式(bio-psycho-social medical model) 该现代医学模式,于1977年由美国罗切斯特大学精神病学教授、医学理论家恩格尔首先提出来的。其主旨均要求把人作为自然环境和社会环境在内的生态系统的组成部分,全面系统地从生物、心理、社会和环境因素等方面来综合认识人类健康和疾病,采取更为完善的防治措施,为人类提供身心整体健康的服务。现代医学模式的产生,不仅有利于医学科学的深化发展,也有力推动了医德观念的进步,它进一步强化了医务人员对社会和患者的道德责任,对医务人员的医德情感、智力能力提出了新的要求,使得以关心同情患者,维护患者生命为要义的传统医学人道主义,上升到为全人类的身心健康服务,促进社会发展,造福子孙后代的新境界,并为解决现代医学发展中的一系列伦理问题提供了新的思路。

二、医 学 观 念

医学观念是指人们对医学中的最基本、最核心的问题在一段时间里形成的看法,如对健康、疾病和死亡的看法。在现代医学中,整体医学观念和心身医学观念逐步建立和发展起来。

1. 整体医学观念 来自20世纪20至30年代在生物学领域发展起来的整体论。整体论认为精神和生命都是由一定的单位结构组成,它们的结合产生了自然的整体或有机体,一个整体总是大于它各部分的总和。自20世纪70年代起,整体医学的理念在医疗保健领域得到了广泛提倡。在美国,医学机构的整体规模近500家,由此而发展成立和创办了美国整体医学会和《整体健康》杂志。

现代整体医学在发展过程中形成了四大流派,即:强调社会、心理、环境因素在疾病诊治中起重要作用的生物-心理-社会医学学派;强调无病不等于健康的整体健康学派;强调医疗保健中医生道德责任的人本主义医学学派;强调运用传统医疗方法有助于弥补现行医疗制度和技术不足的传统医学学派。各流派观点各异,反映了各种文化、思潮对医学发展的影响。其中,生物-心理-社会医学学派的代表人物恩格尔提出的生物-心理-社会医学模式得到了广泛的支持和接受,并为这一流派在整体医学发展中确立了地位。

2. 心身医学观念 综合医学或整体医学的重要组成部分,主要研究人类与疾病斗争中一切与心身相关的现象,包括医学、生物学、心理学和社会学等。中国古代医学家就认识到心理因素对躯体功能的影响,提出了"怒伤肝,喜伤心,思伤脾,忧伤肺,恐伤肾"的观点。

3. 当代医学新观念 自20世纪80年代以来,国内外学者又提出了一些尚待完善的医学新观念。

(1)自我保健观念:维持健康主要由自己把握。因此提倡人人关心健康,人人参与维护健康。

(2)大预防观念:主要包括4方面内容:①全病种预防:生理性疾病、心理性疾病、社会性疾病。②全病程预防:未病先防、病中防变、病后防残。③全程预防:婴幼儿、青少年、中老年时期的预防和保健,以及临终关怀。④全方位预防:社会预防、心理预防、体育预防、营养预防和生活行为预防等。

(3)大卫生观念:人类是现代化社会和生物自然体系中的一员,是连续的自然体系中的一个有机单元,有着纵横交错的联系和影响。因此,维持健康和提高健康水平要着眼于全人类及整个生态圈,包括人类本身的繁衍、生长、发育、疾病预防和康复水平的提高,以及自然环境和社会环境的改善。

（4）预防、医疗、康复、保健一体观念:未来医生的责任不仅是治病,还要担负起预防、保健等方面的任务。医院不仅是治病的场所,也是预防机构、咨询机构和进行健康教育的地方。

多年来,中国坚持"以农村为重点,预防为主,中西医并重,依靠科技与教育,动员全社会参与,为人民健康服务,为社会主义现代化建设服务"的卫生工作方针,反映了许多当代医学的新观念。

（张式鸿　杨军军　龚道元）

第三节　医学研究的基本范畴

一、生　命

生命是物质运动的高级形式,是从非生命物质发展而来的,是自然界物质长期演化的产物,生命的存在方式包括植物、动物和微生物三大类。

（一）定义

不同学科对于生命有不同的定义,现代生物学对生命的定义为:生命是生物体所表现的自身繁殖、生长发育、新陈代谢、遗传变异以及对刺激产生反应等的复合现象。人的生命是自觉和理性的存在,是生物属性和社会属性高度统一的整体。

（二）标准

人是生物属性和社会属性高度统一的整体,而关于人的生命标准,一直以来有着两种不同的理论体系。个体或生物学标准体系是生物学标准,认为人的生命源于受精卵着床的那一刻,或者源于28周孕龄的胎儿,因为此时胎儿离开母体也能够生存下来。承认或授权标准体系是社会学标准,认为胎儿必须得到父母和社会的接受,生命才算开始。人的社会性决定了人有别于其他生命,因此对人类生命开始的标准的定义,也应该考虑到社会因素的影响。

（三）价值

人类生命具有物质价值、精神价值和人性价值,是社会价值和自我价值的统一。生命的物质价值体现在人是创造物质和精神财富的主体,一个人通过正当手段创造的物质和精神财富满足自身需要的程度越高,价值就越大;精神价值体现在生命的存在可以给某些其他个体带来心灵的慰藉和精神的寄托;人性价值体现在一切生命均应该予以善待。所有的医疗活动,均应尊重人的物质价值、精神价值和人性价值。

二、预防与保健

随着人类健康状况的改善,医学的职责已不单纯是治疗与康复,预防和保健将是未来医学的主要任务,而人类健康也已成为衡量一个国家社会进步和综合国力的重要标志之一。医生除治疗疾病之外,还要担负预防和保健的职责。

（一）预防

我国卫生工作方针历经多次演变,"预防为主"的思想始终是我国卫生工作的重要指导思想,疾病预防(prevention)是为了防止疾病的发生而采取的预先措施。预防医学是在与危害健康的各种因素斗争的过程中产生和发展起来的,是以环境-人群-健康为模式,研究人群中疾病的发生和发展规律的科学。

1. 预防的策略与措施　预防的策略与措施是根据疾病发生、发展和健康状态的变化规律进行三级预防的。

（1）一级预防：又称病因预防，是在疾病尚未发生时针对致病因素（或危险因素）采取措施，也是预防疾病和消灭疾病的根本措施。这一阶段疾病并未发生，但某些危险因素已经存在，防止各种致病因素对人体的危害是一级预防的主要任务，也是预防医学的最高目标。开展一级预防常采用双向政策，即把对整个人群的普遍预防和对高危人群的重点预防结合起来，两者互相补充，提高效率。

一级预防的基本原则是适量运动、戒烟限酒、合理膳食、心理平衡。其主要措施为健康促进和健康保护。健康促进是一级预防的基础，主要包括健康教育、自我保健、预防接种、婚前检查和环境保护和监测等；健康保护是对于病因明确的疾病或者具备特异预防手段的疾病所采取的措施，在预防和消除病因上起主要作用。健康保护主要包括针对病因的特异性预防和特殊人群的重点预防。

（2）二级预防：又称"三早"预防，即早发现、早诊断、早治疗，是防止或减缓疾病发展而采取的措施。由于慢性病的发生大都是致病因素长期作用的结果，可通过普查、筛检、定期健康检查来实现疾病的二级预防。

（3）三级预防：又称临床预防，主要是对症治疗和康复治疗措施。对症治疗可以改善症状减少疾病的痛苦，防止复发、转移，预防并发症和伤残的发生等。对已丧失劳动力或伤残者进行康复治疗，促进其身心方面早日康复，使其恢复劳动力，争取病而不残或残而不废，保存其创造经济价值和社会价值的能力。三级预防的目的是防止伤残和促进功能恢复，提高生存质量，延长寿命，降低病死率。

2. 突发公共卫生事件的预防和控制　预防是指疾病未发生前的一些措施，控制是指疾病在人群中发生后所采取的措施。疾病预防是防止疾病在人群中的发生。疾病控制是指减少疾病在人群中的发展和蔓延。前者是根本和重点，后者是对前者的补救。突发公共卫生事件是指突然发生的事件，可能引起严重的社会公众健康损害，包括重大传染病疫情、群体性不明原因疾病、重大食物和职业中毒，以及其他严重影响公众健康的状况。

（1）主要危害：突发公共卫生事件不仅给人民健康和生命造成重大损失，而且对经济和社会发展也具有重要影响，主要表现有损害人体健康、造成心理损害、造成严重经济损失、政治负面影响和社会不稳定等。

（2）预防和控制措施：主要分为策略、措施、控制 3 个方面。具体包括：①预防控制策略：突发公共卫生事件应遵循预防为主、常备不懈的方针，贯彻统一领导、分级负责、反应及时、措施果断、依靠科学、加强合作的原则。②预防措施：建立统一的突发事件预防控制体系，制订突发公共卫生事件应急预案，抓好公共卫生相关人才建设，建立突发事件应急救治系统，增强对突发事件的防范意识和应对能力。③控制措施：启动突发公共卫生事件应急预案，建立突发事件应急处理指挥部，制定突发事件应急报告制度和举报制度，采取控制事件扩散蔓延的紧急措施，组成强有力的突发事件控制队伍，开展突发公共卫生事件的科学研究，保障相关医疗物资和其他物资的供给。

（二）保健

现代医学根据疾病的影响因素，提倡主动健康，将保健划分为下列 5 个层次。

1. 自我保健　利用自己所掌握的医学知识和养生保健手段，建立一套适合自身健康状况的方法和措施，维护和增进自身的健康，以达到祛病强身、推迟衰老和延年益寿的目的。自我保健是在方法上将医疗、预防、康复和保健合为一体的综合性保健措施。适当的自我保健措施有助于提高居民健康水平、实现健康长寿，有助于预防疾病和早期发现疾病，是实现全人群健康、全生命周期健康的重要策略和方法。

2. 家庭保健 以家庭为单位，在家庭生活场所开展的以改善和增进家庭及其成员健康水平、提高生活质量为目的的各种卫生保健活动。开展家庭保健有利于家庭成员维持健康的生活方式、良好的卫生习惯、合理的饮食结构和健全的人格心理。家庭保健的开展是保证社区乃至国家卫生保健政策得以实施的关键所在。

3. 社区保健 以健康为中心，以社区为基础，以社区人群的卫生服务需求为导向，将预防、医疗、保健、康复、健康教育融为一体的、综合、经济、方便、安全、有效、可及的基层卫生保健服务。开展社区保健的目的在于向社区、家庭和个人提供预防保健服务，开展社区健康评估，针对重点人群开展健康教育和健康管理。

4. 国家保健 国家维护公民健康的基本职能，通过采取适当的卫生保健和社会措施来加以实现。国家在卫生保健活动中发挥主导作用，通过制定维护健康的卫生政策和法律法规，建立卫生工作组织和机构，建立国家医疗保障制度，发挥健康公平的维护功能，普及健康知识，以发展健康产业来实现国家在维护公民健康权益方面的职责。

5. 国际保健 各个国家和国际组织面对全球化的卫生保健问题时，应制定长远的战略构想和具体措施。国际卫生组织尤其是世界卫生组织要积极发挥领导作用，使更多的国家和组织参与到全球保健的工作之中，从而制定有利于各个国家和国际组织发挥作用的规则、规范和制度，以保障不同行为主体和谐一致的行动。

三、健 康

健康是人的基本权利，医学不仅关注人类疾病，更应关注人类健康。健康的观念也是随着社会的发展而不断发生变化的，传统的健康观是"无病即健康"，认为没有疾病就是健康。现代的健康观是整体健康，指一个人在身体、精神和社会适应等方面都处于良好的状态，而不仅是没有疾病。

(一) 定义

《辞海》中健康的定义是："人体各器官系统发育良好、功能正常、体质健壮、精力充沛并具有良好劳动效能的状态。通常用人体测量、体格检查和各种生理指标来衡量。"世界卫生组织关于健康的定义是："健康乃是一种在身体上，心理上和社会适应上的完好状态，而不仅是没有疾病和虚弱的状态。"

通过学习健康的定义，我们可以了解到，健康不仅是指生理健康，即人体结构完整和生理功能正常，还应包括心理和社会适应健康。因为心理、社会环境不良因素的影响也会导致身体疾病的发生，所以全面健康应以生理健康为基础，心理健康为条件，环境健康做保障。

(二) 标准

躯体健康和社会心理健康标准见表2-1。

表 2-1 躯体健康和社会心理健康标准

编号	躯体健康标准	社会心理健康标准
1	精力充沛，睡眠良好，能从容担负日常工作	生活目标明确，态度积极，理想切合实际
2	身体能顺应外界环境的变化	人格完整，情绪稳定，自我感觉真实
3	能抵抗普通感冒和传染病	对自己的能力和优缺点有恰当的估计

续表

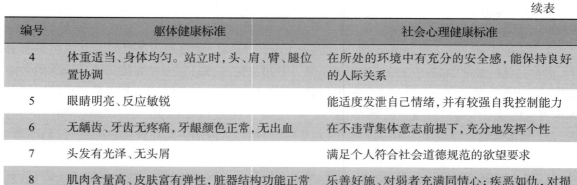

编号	躯体健康标准	社会心理健康标准
4	体重适当、身体均匀。站立时,头、肩、臂、腿位置协调	在所处的环境中有充分的安全感,能保持良好的人际关系
5	眼睛明亮、反应敏锐	能适度发泄自己情绪,并有较强自我控制能力
6	无龋齿、牙齿无疼痛,牙龈颜色正常,无出血	在不违背集体意志前提下,充分地发挥个性
7	头发有光泽、无头屑	满足个人符合社会道德规范的欲望要求
8	肌肉含量高、皮肤富有弹性,脏器结构功能正常	乐善好施、对弱者充满同情心;疾恶如仇,对损害社会的现象表示愤慨

(三)亚健康状态

亚健康状态是指介于健康和疾病之间的一种中间状态。一般人体从健康到疾病是一个逐渐演变的过程,在这个过程中,人体可出现生理功能受损和代谢活力减低,并有各种不适感觉,但各种仪器检验结果往往为阴性。

常见引起亚健康状态的原因有人体长期处于紧张和压力状态之中,有不良生活方式和习惯,环境污染,以及不良精神、心理因素刺激等。亚健康状态的人可出现身心不适的症状,如疲乏无力、虚弱、情绪改变、机体功能下降和社会适应能力下降等种种表现,在这种状态中,人体虽然没有明确的疾病,但是亚健康状态如果不能得到及时纠正,非常容易引起身心疾病。有些人的亚健康状态可能就是某些疾病无症状的早期表现,应给予高度的关注。

四、衰　老

人的生命都是从一颗受精卵开始,在子宫内经历无数次的分裂和分化,最终发育成胎儿。不管在任何时候都有新的细胞生成,也有细胞的衰老和死亡。衰老是生物随着时间的推移,自发的必然过程,是一种自然规律。

(一)定义

衰老是生物体随着年龄增长而出现的组织结构、生理功能和心理行为的退行性变化。衰老具有普遍性、进行性,所有的机体都会出现衰老,且随着时间推移不断发展;衰老由遗传基因控制,会造成机体机能的衰退,社会适应性和机体抵抗力减退。

(二)特征

衰老的特征主要表现在外观和功能方面的变化,其中外观方面的变化主要表现在:皮肤松弛发皱,出现老年斑,毛发逐渐变白而稀少,牙齿脱落,骨质疏松,肌肉萎缩,等。功能方面的变化主要表现在:神经系统、心血管系统、呼吸系统、泌尿系统及内分泌系统功能衰退等。以上衰老特征不一定会全部出现在同一个人身上,一个人可能出现其中的一种或几种,并且出现也有先后次序,因人而异。衰老是一种自然规律,人类不可能违背这个规律。但是如果人们养成良好的生活习惯,采用适宜的保健措施并坚持合理运动,就可以有效地延缓衰老,降低衰老相关疾病的发病率,提高生活质量。

五、疾　病

人类对疾病的认识经历了漫长的过程,疾病本身是生物学现象,但与人的社会活动以及所处的社会地位、社会关系有着密切的关系。关注疾病,不仅应该关注生物学个体本身,更应该关注影响个体健康的社会因素。

（一）定义

现代医学认为，疾病是机体在外界和体内某些致病因素的作用下，因自稳调节紊乱而发生的异常生命活动的过程。自稳调节的紊乱、机体的损害和抗损害反应，表现为疾病过程中各种复杂的机能、代谢和形态结构的异常变化，而这些变化又可使机体各器官系统之间以及机体与外界环境之间的协调关系发生障碍，从而引起各种病理变化、症状、体征和行为异常，正常的生命活动受到限制或破坏，对环境适应能力和劳动能力减弱甚至丧失。疾病可以通过药物或手术来减轻或消除。

（二）分类

世界卫生组织推荐的疾病分类方法是"疾病和有关健康问题的国际疾病分类"，该分类方法综合考虑了疾病的病因学、病理学、解剖学、遗传学、心理学、生理学、社会学等诸多因素，是全球疾病损伤及死亡的统一标准化分类，也是各国进行卫生信息交流的基础。其第11版国际疾病分类（ICD-11）的一级分类见表2-2。

表2-2 ICD-11 的一级分类

编号		编号	
1	传染病和寄生虫病	12	皮肤和皮下组织疾病
2	肿瘤	13	肌肉骨骼系统和结缔组织疾病
3	血液及造血器官疾病和涉及免疫机制的某些疾患	14	泌尿生殖系统疾病
4	内分泌、营养和代谢疾病	15	妊娠、分娩和产褥期
5	精神和行为障碍	16	起源于围生期的某些情况
6	神经系统疾病	17	先天性畸形、变形和染色体异常
7	眼和附器疾病	18	症状、体征和临床与实验室异常所见，不可归类者
8	耳和乳突疾病	19	损伤、中毒和外因的某些其他后果
9	循环系统疾病	20	疾病和死亡的外因
10	呼吸系统疾病	21	影响健康状态和与保健机构接触的因素
11	消化系统疾病		

（三）病因

引起疾病发生的原因称为病因，又称为致病因素，是引起人体出现一系列代谢、功能、结构的变化，引起体征和行为异常的原因。疾病的病因复杂，它和人的性格、行为与生活方式、心理因素乃至经济生活条件等多种因素都有联系，大致可以分为内在因素、外在因素、自然环境及社会心理因素等几方面，这些因素共同影响了疾病的发生、演变和转归。

1. 内在因素

（1）神经内分泌因素：人体神经内分泌系统调节激素的产生，许多激素对疾病的发生有十分重要的作用，有的可影响机体的防御能力，如肾上腺皮质激素；有的可直接导致疾病的发生，如胰岛素。

（2）遗传因素：遗传因素导致的疾病有两种，一是指亲代生殖细胞或受精卵里的遗传物质缺陷，在结构或功能上发生异常改变，传给子代后使新个体罹患的疾病，如血友病、唐氏综合征等。二是指遗传了易感某种疾病的遗传物质，在一定因素作用下导致疾病，如原发性高血压、糖尿病等。

（3）先天因素：胎儿在子宫内发育时受到某些因素的损害而导致的疾病称为先天性疾病。此类因素主要有妊娠早期母亲患有某些疾病或应用某些药物，或是胎儿受到机械性损伤等。这些因素可能引起胎儿发育不正常或发生畸形等，如先天性心脏病、唇腭裂等。

（4）免疫因素：某些个体的免疫系统可能受遗传因素的影响，对一些抗原的刺激发生异常强烈的反应，从而导致组织、细胞的损害和生理功能的障碍，这种异常的免疫反应称为变态反应或超敏反应，可引起诸如荨麻疹、支气管哮喘，甚至过敏性休克等变态反应性疾病。有些个体对自身抗原发生免疫反应并引起自身组织损害，称为自身免疫性疾病，如系统性红斑狼疮等。

此外，能够影响疾病产生的内在因素还包括年龄因素和性别因素。年龄因素指某些传染性疾病的发病率具有年龄特征；性别因素指某些疾病会因男女的活动范围、生活方式和生理特点不一样而导致发病率的差异。此外，职业、种族等因素也会对疾病的发生有一定的影响。

2. 外在因素

（1）生物因素：各种病原微生物（如病毒、支原体、立克次体、细菌、螺旋体、真菌等）和寄生虫（如原虫、蠕虫等）是很常见的生物致病因子。病原微生物作用于机体后是否引起人体发病以及发病后的病情轻重往往取决于一系列条件，其中机体免疫功能低下是促使许多感染性疾病发生的重要条件，应当引起足够的重视。

（2）化学因素：许多无机和有机化学物质具有毒性，被摄入机体后即可引起中毒或死亡。例如，一氧化碳与血红蛋白有很强的亲和力，二者结合后会形成碳氧血红蛋白而导致缺氧；巴比妥类药物主要作用于中枢神经系统。此外，化学物质对机体的影响在一定程度上取决于机体对该物质的排泄速度，如果机体对某种有害物质排泄功能发生障碍，有害物质在体内停留时间就会延长，机体受到的损害也将更为严重。

（3）物理因素：能损害机体的物理因素主要有机械暴力，可引起创伤、骨折、脱臼等疾病；高温可引起烧伤或中暑，低温可引起冻伤；电流可引起电击伤，电离辐射可引起放射病等。物理因素是否引起疾病以及引起疾病的严重程度主要取决于这些因素的强度、作用于机体的部位和范围、作用持续的时间等。

（4）营养因素：营养物质摄入过多和不足都可引起疾病。长期摄入热量过多可以引起肥胖病；摄入某些维生素过多，如维生素 A 和维生素 D 摄入过多也可引起中毒。营养不良可以由营养物质摄入不足或消化、吸收不良所引起，也可以是需要量增加而供应量相对的不足。例如，生长发育旺盛的儿童少年、孕妇和甲状腺功能亢进的患者等。营养需要量增加或营养物质消耗的显著增加，如不相应增加营养物质的摄入，就易发生营养不良，导致疾病的发生。

3. 自然环境与社会、心理因素

（1）自然环境因素：人类赖以生存的自然环境存在着许多对人体健康不利的因素，可使长期接触者的基因受到损伤，对人体产生不良影响，甚至发生疾病和死亡。但发病的危险性在不同个体之间可存在很大差异，与机体的遗传易感性或耐受性有着密切联系。如长期暴露于直径小于或等于 2.5 μm 颗粒物的大气中，可增加人们罹患心血管病、呼吸系统疾病和肺癌的危险。正确识别导致疾病的环境因素和暴露的危险度对有效预防疾病、提高公众健康有着直接的促进作用。

（2）社会心理因素：现代医学的研究发现，许多疾病的发生与社会因素有着密切的关系，能影响人体健康的社会性致病因素很多，如社会制度、社会经济情况、社会文化变迁、社会结构、生活方式和行为等因素。在大多数情况下，社会因素是与其他各种致病因素共同对人体发挥作用从而导致人体发病。心理因素对某些疾病的发生有一定作用，消极的心理状态可引起机体各系统功能的失调，提高机体对疾病的易感性，从而易患高血压、冠心病等疾病。

（3）医源性疾病：指在诊治或预防疾病过程中，由于医疗卫生服务不当而造成不利于患者身心健康的疾病，可发生在防治疾病的任何环节中。

（四）疾病谱

疾病谱（spectrum of disease）是指某一地区危害人群健康的各种疾病中，按其发生频率以及危害程度顺序排列而成的疾病谱带。疾病谱在不同时期、不同人群中的发病率、死亡率有时会发生较大的变化，称为疾病谱变化。人类疾病谱从 20 世纪初由传染病为主到现在逐步转向慢性非传染性疾病为主，是当代疾病谱变化的总趋势。

六、治疗与康复

治疗（therapy）是指应用药物、手术等干预手段消除疾病的方式，是人类对疾病采取的主动应对措施。

（一）治疗

1. 医学治疗原则

（1）人道主义原则：人道主义原则，是基于伦理学的职业道德，由一系列具体的、可控的原则组成的体系，包括不伤害、敬畏、尊重、同意、共济五个基本原则。医生应具备的品质是善良、有责任感和爱心。面对患者应富有同情心，急患者所急，痛患者所痛，全心全意地解除患者疾苦。尤其对危重患者，更应发扬人道主义精神，全力抢救，积极治疗。

（2）重视预防，预防为主原则："防病于未然"是古今通用的治疗准则，"预防为主"也是我国新时期坚持的卫生工作方针。因此，医生在治疗时应注意告知患者疾病预防的重要性，督促患者发现疾病应尽早治疗，对于易复发的疾病，在控制疾病急性期发作后应告知患者相应的预防措施，并开始有效的抗复发治疗。

（3）最优原则：在选择治疗方案时，应优先考虑能够最大限度提升疗效，同时将对患者身体的伤害最小化、降低并发症发生率。若不同治疗方案疗效相似，则宜倾向于非手术治疗替代手术治疗。在不得不采用手术治疗时，应追求使用创伤较小、并发症可能性较低的手术方法。如疗效大致相同，则尽可能以非手术治疗替代手术治疗。在手术治疗中力求采取损伤轻、并发症少的方法。选择药物治疗时，取同类药中最有效、毒副作用最小者，要避免医源性疾病的发生。还要考虑医疗费用问题，以付出最低经济代价而获得最高疗效为理想。

（4）整体综合原则：人体是一个多层次的、统一的系统，人体分整体、系统、器官、组织、细胞和分子几个层次，各个层次之间都存在相互联系，相互制约的辩证关系，且人体与自然环境也是一个有机的整体。局部受到整体水平的调节和反馈，而同时局部的损伤会影响整体，局部的损伤也是构成整体损伤的基础。因而，在疾病的治疗方式上，不能仅仅局限于单纯地针对某个器官或某个病变部位的治疗，而是应该进行全身性、整体性的治疗，且必须从身体上、心理上、社会环境上进行系统性治疗。

（5）个体化原则：人有个体差异，相同疾病于不同个体表现各异，且不同患者对同样治疗的反应也不尽相同。医生在施治时，不仅要掌握疾病和治疗的普遍规律，还应考虑每个人的个性特点。临床治疗手段、药物剂量、给药途径、疗程等均应个体化，切不可千篇一律，教条施治。

2. 治疗方法分类

（1）根据治疗目的分类：主要分为对因治疗、对症治疗、支持治疗、姑息治疗、预防性治疗、康复治疗和诊断性治疗。

（2）根据治疗手段分类：主要分为药物治疗、手术治疗、放射治疗、物理治疗、心理治疗、饮食治疗、介入治疗等。

（二）康复

1. 康复的概念 康复是指协调地应用各种综合手段，消除或减轻病、伤、残者身心和社会功能障碍，使其能够保持最佳功能水平从而达到个体最佳生存状态的一种手段。康复能增强病、伤、残者自理和自立能力，提高其生存质量并使之重返社会。

康复治疗需要综合运用医学、教育、工程技术、职业训练和社会支持等多种措施，提高患者生存质量，帮助患者尽快回归社会。因此，康复不仅仅是伤残者个人的事情，而是需要专业人员、家庭和社会共同参与的复杂过程。

2. 康复的工作领域 康复的主要对象是疾病急性期、亚急性期及恢复期的患者，包括慢性病患者、老龄人群和残疾人。康复的工作领域有下列5类。

（1）医学康复：指应用临床医学和护理手段尽可能地保存、改善、恢复和发展残疾者残存的功能，充分发挥其潜在的能力，以减轻因残疾而造成的功能障碍，使残疾者功能和能力获得最大限度的恢复，为就学就业、重归社会、实现自立奠定基础。

（2）教育康复：指通过教育与训练的手段，提高残疾者素质和能力，包括智力、日常生活的活动能力、必要的职业技能和适应社会生活的心理能力等。

（3）职业康复：指残疾人需要重新就业时，对其就业能力进行评定，根据其所能从事的职业进行就业前训练，根据训练结果决定其就业方式，并协助安排合适的工作。

（4）社会康复：从社会学的角度去推进康复工作，保障残疾人的合法权益，让他们能和健全人一样充分参与正常的社会生活。

3. 康复的策略与措施 包括康复预防、康复评定和康复治疗。

（1）康复预防：康复预防是指通过下列有效手段预防各类残疾的发生，延缓残疾的发展。①一级预防：即病因预防，指预防各类疾病、伤残造成身体结构损伤的发生，是最为有效的预防，可降低70%的残疾发生率。一级预防可采取的措施很多，包括宣传优生优育，加强遗传咨询、产前检查、孕期及围生期保健预防接种；积极防治老年病、慢性病；合理饮食，合理用药；防止意外事故；加强卫生宣教，注重精神卫生。②二级预防：限制或逆转由身体结构损伤造成的活动受限或残疾，可降低10%～20%的残疾发生率。二级预防可采取的措施包括早期发现病伤残，早期治疗病伤残。还有通过采取适当的药物治疗，如治疗结核病、高血压病等；或采取基本的手术治疗，如创伤、骨折、白内障手术等。③三级预防：防止活动受限或残疾转化为参与受限或残障，从而减少残疾、残障给个人、家庭和社会造成的影响。三级预防可采取的措施包括康复医疗，如运动疗法、作业治疗、心理治疗、言语治疗，以及应用义肢、支具、辅助器等；还包括教育康复、职业康复、社会康复及应有的社会教育。

（2）康复评定：作为康复治疗的基础，没有评定就无法规划治疗、评价疗效。评定不同于诊断，它远比诊断更细致、更详尽。由于康复的对象是有功能障碍的患者，治疗的目的是最大限度地恢复、重建或代偿其功能。因此，康复评定的重点是客观、准确地评定功能障碍的原因、性质、部位、范围、严重程度、发展趋势、预后和转归，为制订有效的康复治疗计划打下牢固的科学基础。康复评定至少应在治疗的前、中、后各进行一次，根据评定结果，制订或修改治疗计划，并对康复治疗效果和预后作出客观的评价。康复过程应该始于评定，终于评定。

（3）康复治疗：通过各种有效的专科治疗手段，康复治疗能够最大限度地改善病、伤、残者的功能障碍。康复治疗的原则是早期介入、综合实施、循序渐进、主动参与。常用的康复治疗手段有物理治疗、作业治疗、言语治疗、文体治疗、中国传统医学治疗、康复工程、康复护理及社会服务等。

（颜慧敏）

思 考 题

1. 什么是医学模式？常见医学模式有哪些？

2. 什么是健康？健康的标准体现在哪些方面？

3. 什么是疾病？疾病是怎样进行分类的？疾病的病因有哪些？

4. 医学研究范畴有哪些？

第三章
医学的起源与发展

第一节　西医学的形成与发展

一、原　始　医　学

在原始人类学会使用火之前,食物主要以采集植物(果实和根茎)为生。他们不仅了解到许多可食植物的营养价值,也逐渐发现了植物的毒性,以及它们催吐、止吐或泻下、镇静止痛、止咳等特殊作用。如中国人发现大黄能泻下,麻黄能平喘、止咳等,因此,植物是人类最早使用和认识的药物。

人类学会使用火之后,开始由生食转变为熟食。熟食能让食物更易消化,促进营养的吸收,能降低消化系统疾病的发生率;同时,用火加热食物的过程可有效地进行杀菌作用,从而降低了感染性疾病的发生率。

狩猎和部落冲突推动了原始外科技术和救治疗法的发展。例如,原始人运用打制石器、贝壳等工具,开拓了清创和切开引流技术;通过敷贴草药、烧灼和压迫等方法发明了止血技术;此外,原始人还逐步创造了断肢术、阉割术、穿颅术等外科手术,并相继发现了许多辅助外科治疗的药物。

牧业的兴起和矿物的利用进一步加深了对植物药与矿物药效用的了解。这些实践过程中积累的知识和技术,为古代医学的产生奠定了基础。

二、古　代　医　学

（一）古代东方医学

古代的东方国家主要是指位于两河流域(西南亚幼发拉底河和底格里斯河)的美索不达米亚、尼罗河流域的古埃及、印度河流域的古印度以及黄河流域的古代中国,它们是人类文化的摇篮,为四大文明古国。古老的东方国家较早地从原始社会进入到奴隶社会,并建立了奴隶制国家,由此产生了古代东方医学。

1. 美索不达米亚医学　美索不达米亚古文明起源于两河流域,该地区的医学传统深受宗教巫术的影响,疾病治疗常与咒语和占卜相结合。随着时间的流逝,人类开始应用更为科学的医疗方法,如将一些有疗效的矿物和草药等自然物品用于疾病的治疗。在古巴比伦文献中记录有多种药方,植物的根茎叶或果实、可食用的蜂蜜、啤酒都能成为外敷或内服药的成分。

公元前 1901 年,考古学家在苏扎城遗址发现了一根玄武岩石柱,上面刻着古巴比伦法典——《汉穆拉比法典》,记录了规定医生职责和责任的医学法规,这是我们探索古巴比伦医学发展的重要线索。

2. 古埃及医学 古埃及是最早出现阶级和奴隶制的国家之一，医学成就显著。主要医学文献记载于莎草纸——"纸草文"。典型的医学文献包括：卡亨（Kahun）纸草文（公元前2000—前1800年），主要记载妇科资料；史密斯（Edivin Smith）纸草文（公元前1700年），介绍外科知识的文献；埃伯斯（Ebers）纸草文（公元前1550年），属于医学通论，记录了205种疾病，并进行初步分类，覆盖外科、内科及妇产科等疾病的治疗方法。

古埃及人创造了木乃伊保尸术（公元前3000年），清除尸体内除心脏以外所有脏器，并用香料等药物涂抹在尸体里面，然后使尸体风干。木乃伊的研究可帮助现代人了解古代疾病历史，如动脉硬化、肿瘤、关节炎等，并展现了古埃及人在尸体保存、防腐上的先进技术。

3. 古印度医学 古印度的医学记载可追溯到吠陀时期（公元前2000—公元前1000年）。吠陀是印度古文献材料的汇总，是印度人世代相传、长年累月结集而成的。其中，《阿闼婆吠陀》（约公元前600年完成），是巫祝及祭祀的诗集，在夹杂了巫术迷信的记录中含有77种病名与创伤毒虫的病例，以及治疗这些疾病的有关草药，还提及解剖学、妇科疾病和保健术等。续吠陀之一的《阿输吠陀》则系统化了医学知识，首次提出八科医学并基于三体液学说（气、胆、痰），后来发展为四体液学说。这些学说在医学史上与中国的五行学说及希腊的四要素学说相提并论。

4. 中国古代医学 中国历史悠久，文化灿烂，是世界上最古老最伟大的文明古国之一。5000年前，中国人在生产、生活及与疾病作斗争的过程中不断积累医药知识，处于古代医药发展前列，而由中国古代医药学知识发展起来的中医学也为人类医药学发展做出了重要贡献。关于中医学的相关内容见本书第三章第二节。

（二）古代西方医学

1. 古希腊的医学 起源于公元前2000年左右的爱琴文明，强调哲学思辨性与经验论证性，相比于神灵医学更具科学性。公元前5世纪中期，古希腊医学由神灵医学向科学医学转变。

希波克拉底（Hippocrates，公元前460—公元前377年），西医学之父。他和学生将"四元素论"（火、空气、水、土）发展为"四体液病理学说"。该学说认为，人体由血、黏液、黄胆汁和黑胆汁四种体液按比例构成，四种体液均衡，则人体处于健康状态；反之，则会产生疾病。他还认为人体各部分是相互联系的统一体，局部的疾病可能引起全身性的反应。他还强调人体与自然的统一，认为外界因素，如气候、水质、居住条件等因素会影响身体健康，并有了比较明确的预防观念。这些医学概念为后续西方医学的发展奠定了基础。

2. 古罗马的医学 公元前2世纪，罗马征服希腊后，希腊医生高超的医术和丰富的医学经验促进了罗马医学的发展。为满足军事需要，罗马建立了战地医院，逐渐发展出专门的军医院和公共医院设施。同时，古罗马较重视公共卫生，建立了世界上最早的城市水管供水系统和排水系统，修建了公共浴场，规定食品的供给标准，并规范埋葬及堕胎行为。

盖伦（Galen，约130—200年）是古罗马时期最著名、最有影响力的医学大师之一。盖伦终生致力于医疗实践、解剖研究与写作工作，而促进解剖学的发展也是他最突出的成就。此外，他在生理学、病理学及药物治疗等方面也有许多新发现。盖伦书写了百余部著作，其中《论解剖过程》和《论身体各部器官功能》记载了他在人体解剖、生理的一些发现，被誉为最早采用实验方法研究动物生理功能的实验生理学大师。但古代医学知识仍受制于古代生产力及科学技术水平的限制，早期的医学理论大多缺乏实验根据，而且夹杂着唯心主义和迷信思想，妨碍了医学的发展。

三、近代医学

中世纪(5—15世纪)欧洲,受封建割据、战乱不断、宗教集权、星相学横行的影响,医生由修道院教士兼任。其主要贡献有:在9世纪,建立西方最早的专门性医学校,即意大利的萨勒诺医学院;13世纪,设立了隔离医院以阻止麻风病的传染扩散;14世纪,意大利的米兰和威尼斯在港口加强检疫,开创了"港口检疫"的先河。14世纪末,罗马帝国覆灭,资本主义开始萌芽,各学科竞相发展。15世纪后半叶,欧洲进入文艺复兴时期,医学也进入了快速发展期,主要是建立了人体解剖学。16世纪后,以人体解剖学为基础的近代医学研究硕果累累,本节主要围绕与医学检验相关的成果展开论述。

(一)文艺复兴时期的近代医学

在15世纪末16世纪初,迪亚士发现好望角(1487年)、哥伦布发现新大陆(1492年)、麦哲伦环绕地球一周(1519—1522年),这些事件开阔了人们的眼界,增加了药物的来源。如从东方传入欧洲的药物有鸦片、樟脑、松香等;从美洲传入欧洲的药物有金鸡纳、愈创木和可可果等。资本主义的兴起后,意大利资产阶级知识分子推动"文艺复兴"运动,反对宗教束缚,促进科学与艺术的发展,推动医学进步。

古罗马时期,教会反对人体解剖,导致当时医生的解剖图主要来源于动物。如盖伦通过猿和猪的解剖得出的医学结论直到16世纪前被广泛采信,却充满误差。文艺复兴时期,意大利画家达·芬奇(1452—1519年)为了准确描绘人体的解剖结构,曾在佛罗伦萨医学院学习过解剖学并亲自解剖过许多尸体,留下了150余幅精美的人体解剖手稿。

近代人体解剖学的创始人比利时医生维萨里(1514—1564年),自幼对解剖抱有浓厚兴趣,通过解剖尸体积累经验。1537年,维萨里在帕多瓦大学担任外科和解剖学讲师,1538年出版了《解剖记录》,并在29岁时于1543年发表了《人体的构造》。《人体的构造》更新了盖伦时代旧的解剖知识,纠正了心脏、肝、胆管、子宫、颅骨的解剖错误,描述了卵巢黄体,指出了胸骨的结构,提到不同种族头盖骨的区别,是第一部完整的人体解剖教科书。

(二)17世纪的医学

1. 生理学的建立 血液循环理论的建立者是英国科学家威廉·哈维(William Harvey,1578—1657年)。有关血液循环的问题,许多学者曾提出不同的观点与看法,但对于体内的血液循环以及心脏与静脉瓣的功能等问题没有确切论述。在系统分析了前人对血液循环的研究后,为了探究血液循环的真正通路,威廉·哈维首先应用动物进行了活体解剖实验,发现它们的心脏像水泵,挤压着血液流向全身。他又通过用夹子阻断其动、静脉血管血供,观察血管充盈方向,证明了静脉血向心脏流动。为了说服人们接受此观点,他利用体形较瘦的人进行了重复性实验,结扎实验者手臂大静脉后,结果与动物实验完全相同,即靠近心脏的一段血管瘪了,远离心脏的一段血管充盈了。哈维还应用度量的概念,计算出单位时间心脏搏血量,经过反复动物实验和计算分析,哈维认为血液不是来自饮食,也不可能滞留在体内组织不返回心脏。他明确指出:"生物体内的血液是循环地推动而且不息地运动的,心脏以其搏动造成动作和功用,推动血液循环是心脏的运动及收缩的唯一目的。"

1628年,哈维发表名作《心血运动论》,书中系统阐释了血液运动的规律和心脏的工作原理,用大量实验证据修正了旧的血液运动的错误观念。他提出:"从理论和实验方面都已证明血液因心室的动力流经肺脏,心脏将血输送到身体各部,继之从肌肉中的小孔渗入静脉,先由小静脉汇到大静脉,最后流入心房。"该书的问世,标志着血液循环理论的建立,同时也标志着近代生理学的诞生。哈维逝世后第4年,毛细血管被发现,进一步证实了哈维的论断,血液循环理论逐步得到了公认,从此生理学成为一门独立的科学。

2. 显微镜的应用 最早的显微镜诞生于16世纪末的欧洲,起源有着不同的说法。有人认为荷兰眼镜商扎卡里亚斯·詹森和他的儿子是最早发明显微镜的,他们将两个眼镜片叠在一起观看物体,发现能够放大几倍,这就是最初的简易光学显微镜,但他们并没有将其运用于任何观察或科学研究。1609年,意大利科学家伽利略(Galileo,1564—1642年)发明了一个凸凹透镜复合式,具有物镜、目镜、场镜及镜筒的复式显微镜(可放大30倍),并运用它观察到昆虫,一年后被命名为"显微镜"。但因显微镜结构简单,放大倍数小,应用价值不大。

直到荷兰人列文虎克(Leeuwenhoek,1632—1723年)制作了世界上第一台具有现代光学显微镜结构的复式显微镜,能达到266倍的放大倍数,才使显微镜的应用有了新的突破。他用改良后的显微镜发现了杆菌、球菌、螺旋菌等。1684年,他出版了第一本细菌绘图,他也是第一个通过显微镜观察到污水、牙垢、粪便中的细菌和血液中的红细胞,并记载了它们的基本形态。因此,他也被普遍认为是现代光学显微镜的鼻祖(一生制作了400多种显微镜,有9种至今仍被使用)。

显微镜的发明和应用将人类的视野由可见的宏观世界带入微观领域,为19世纪细胞学建立奠定了基础。显微镜的问世是医学检验形成和发展的里程碑,至今,显微镜形态学检查依然是医学检验极具价值的技术,其简单、低成本、广泛应用的特点使其成为医学领域不可或缺的工具。

3. 临床医学的重视 在17世纪,临床治疗工作大部分被理发匠、屠夫、江湖医生承担。而不少医生热衷于解剖学和生理学的研究,忽视了临床治疗,似乎忘记了医生的职责。针对这种现象,西登哈姆(Sydenham,1624—1689年)医生指出:"与医生最有直接关系的既非解剖学之实习,也非生理学之实验,乃是被疾病所苦之患者。"他强调医生不仅要精通医学基础,更要通过实践积累相当的临床经验,呼吁重视诊治过程中观察的作用。鉴于西登哈姆对临床医学发展的贡献,他被誉为近代临床医学之父。

(三)18世纪的医学

1. 病理解剖学的建立 莫干尼(Morgagni,1682—1771年)是意大利著名的解剖学家和临床医生,他为病理解剖学的建立作出了杰出贡献。在《论疾病的位置和原因》中,他强调所有疾病的发生都有特定的部位,脏器变化是疾病发生的根源。他把尸体解剖发现的"病灶"与临床症状联系起来,从中找出产生疾病的原因,为医学界开辟了新思路,被誉为病理解剖学的创始人。

2. 临床教学的开展 17世纪以前,欧洲的医学院校并未系统实施临床教学,在医学院校读书的学生只要成绩及格就可以毕业。17世纪中叶,荷兰的莱顿大学开始实行临床教学。18世纪,临床教学蓬勃发展,莱顿大学在医院设立了用于临床教学的教学病床,使医学生有了医学实践的环境。毕生在莱顿大学工作的布尔哈夫(Boerhaave,1668—1738年)是当时世界上最著名的临床医学家,被称为"床边教学之父"。他临床教学经验丰富,教学方式新颖,充分利用教学病床开展床边教学。他以临床症状与器官病理变化的关联向学生讲解,开创了临床病理讨论会的先河,推动了临床教学的开展。

(四)19世纪的医学

1. 细胞学和细胞病理学建立 随着显微镜技术不断改进和广泛应用,人们对动植物的内部细微结构有了进一步的认识。德国植物学家施莱登(Schleiden,1804—1881年)发现许多植物细胞内含有细胞核,从而认识到细胞核是细胞重要组成部分。生物学家施万(Schwann,1810—1882年)在施莱登的研究基础上,对动物界的细微结构进行了研究,施万认为动物的组织都是由细胞构成,不过其结构较植物细胞复杂,高等动物体内的每一部分都是由单一细胞组成的。1839 年,他发表了论文《关于动植物结构和生物相似性的显微研究》,提出一切植物、动物都是由细胞组成的,细胞是一切动植物的基本单位,从而建立了"细胞学说"。

光学显微镜技术的发展和细胞学说的建立,对细胞病理学的发展起到非常重要的促进作用。18 世纪建立的病理解剖学只是对器官的病理形态作了较详细的描述,提出病灶的概念。而 19 世纪德国的病理学家魏尔啸(Virchow,1821—1902 年)将显微镜和细胞学理论结合,从细胞水平开展病理学的研究,提出细胞病理学。他认为细胞的形态改变和功能障碍是一切疾病的基础,并指出了形态学改变与疾病过程和临床症状之间的关系。在细胞病理学中,他把人体比喻成一个国家,人体细胞就是这个国家的公民,疾病是外界因素影响人体的结果;又指出机体的病理就是细胞的病理。虽然细胞病理学从细胞的角度充实和发展了形态病理学,但是其片面强调局部变化,而忽视了病理现象是一个发展过程,忽视了机体完整性和统一性,这体现了机械唯物论的局限性。

2. 微生物学的发展　19 世纪的细菌学研究取得了显著成就,其中法国的巴斯德(Pasteur,1822—1895 年)和德国的罗伯特·科赫(Robert Koch,1843—1910 年)为代表人物。

法国巴斯德是法国著名的自然科学家、化学家、细菌学家。他发明的巴氏消毒法至今还用于医疗器械消毒。针对当时法国酒类变质问题,巴斯德提出予以加温至约 60℃并保持 20～30 分钟,有效杀灭微生物而不损失酒质。1881 年,他成功研制了能减弱炭疽杆菌毒力的疫苗,并将其注射于健康牛羊体内,最终达到预防炭疽病的目的,并以同样原理对抗鸡霍乱。晚年,巴斯德研制的狂犬病疫苗有效地预防了狂犬病的发生。为了纪念巴斯德的成就,法国成立了巴斯德研究所。

另一位推动细菌学发展的人是德国细菌学家罗伯特·科赫。他在研究炭疽热的过程中发现炭疽杆菌会产生孢子,于是探讨了孢子的传播特性与传染病暴发的相关性。1882 年,他发现了结核分枝杆菌;次年,又发现了人的霍乱弧菌。他还发明了把细菌干燥在玻璃片上的方法、细菌鞭毛染色法、细菌照相法,创立了固体培养基划线分离纯种法,他还制定了科赫法则等。鉴于科赫对细菌学和对传染病研究的突出贡献,1950 年,他获得了诺贝尔生理学或医学奖。

四、现代西医学

现代西方医学技术经历了三次变革。20 世纪 40 年代,人工合成磺胺类药物以及青霉素大量应用于临床,抗生素治疗使得临床实践迈出重要一步。20 世纪 70 年代以来,计算机体层扫描(computed tomography,CT)和磁共振成像(magnetic resonance imaging,MRI)技术的发明和应用,作为第二次医学技术革命,它们被誉为放射诊断学上最重要的成果;第三次医学革命则是生长素、疫苗、人胰岛素等多种生物制品的应用,开拓了生物学治疗疾病的新局面。

(一)分子生物学

问世于 20 世纪 50 年代初期的分子生物学,是在分子水平研究生命现象、生命本质、生命活动及其规律的一门学科。其研究内容主要包括核酸、蛋白质、脂质等生物大分子的结构、功能与相互作用等。20 世纪分子生物学主要事件见表 3-1。

分子生物学是生物学、医学的重要基础学科,也是医学检验技术专业最重要的专业基础课程,分子生物学已影响到生物学和医学的各个领域,逐步形成了分子遗传学、分子病理学、免疫系统分子生物学及临床分子生物学检验等分支学科。

表 3-1　20 世纪分子生物学发展主要事件

时间/年	主要事件
1938	韦弗和阿斯特伯里(1945 年)分别提出了分子生物学的概念
1953	DNA 分子双螺旋结构被发现
1950—1959	分子生物学家进一步发现了遗传信息的传递和蛋白质生物合成的全部遗传密码。1955 年美籍俄裔科学家伽莫夫提出遗传密码的三联体假说
1958	美国生物学家科恩伯格利发现了工具酶,采用人工方法合成了 DNA,他的儿子罗杰·考恩伯格在分子水平上揭示真核生物的转录过程,阐明了基因信息从 DNA 转录到 RNA 的原理
1965	我国科学家在世界上首次用化学方法人工合成了结晶牛胰岛素
1970—1979	发现了反转录酶和限制性内切酶,促进了基因工程的发展
1983	美国人穆利斯等人建立了聚合酶链反应(polymerase chain reaction, PCR)技术
1980—1989	基因工程技术开始应用于临床疾病的治疗和新药开发,利用细菌培育人生长激素
1990	美国启动基因组计划
1994	首次提出蛋白质组学概念,旨在研究细胞内所有蛋白质及其动态变化规律

(二)免疫学

免疫学是研究人体免疫系统结构和功能的学科,人类对免疫学的认识是从传染病开始的。18 世纪欧洲大陆的天花流行,开创了接种"牛痘"的人工自动免疫的先河,而随着细菌学的进步,病原菌的发现和多种疫苗的问世,推动了免疫学的发展。现代免疫学已成为生物学、医学的重要基础学科之一,也是医学检验技术专业非常重要的专业基础课程。20 世纪免疫学发展主要事件见表 3-2。

表 3-2　20 世纪免疫学发展主要事件

时间/年	主要事件
1907	自身抗体的发现奠定了自身免疫性疾病研究的基础
1908	保罗·埃尔利希提出了抗体的侧链学说。该学说认为机体细胞表面具有多种不同的侧链(受体),即抗体分子。当细菌毒素与相应的侧链结合时,能对细胞起到一种刺激作用,促使与该毒素相结合的侧链过剩产生。过剩产生的侧链释放到体液中,由于它能与毒素结合,而妨碍了毒素与细胞的结合,发挥抗毒素的作用。侧链学说为后来提出的克隆选择学说提供了理论依据
1957	澳大利亚免疫学家伯内特在综合分析了天然免疫耐受和人工免疫耐受实验后提出了克隆选择学说。该理论为理解免疫系统的功能和抗体的多样性,并描述了抗原与特定的淋巴细胞受体结合后,相应克隆的选择性激活和扩增过程
1974	丹麦免疫学家杰尼在克隆选择学说的基础上提出抗体分子上的独特型和抗独特型相互识别而形成的免疫网络。免疫网络学说认为,抗原刺激机体产生抗体,在抗体分子上的独特型决定簇在体内可引起抗独特性抗体产生,抗独特性抗体又会引起抗独特性抗体产生,在体内形成一个复杂的级联网络,并在免疫应答调节中起作用
1970—2000	人们于 20 世纪 70 年代发明了单克隆抗体技术等。随着对淋巴结、脾、骨髓等免疫器官认识,胸腺被确认为中枢免疫器官。随后,人们对免疫系统有了更全面的认识,发现了细胞免疫和体液免疫有关的 T 淋巴细胞和 B 淋巴细胞

笔记

（三）医学遗传学

医学遗传学是医学与遗传学相结合的边缘学科，是遗传学知识在医学领域中的应用。医学遗传学研究人类疾病与遗传的关系，是研究人类遗传病形成的机制和遗传方式、诊断治疗、预后、复发危险和预防的科学。现代遗传学的发展，可被划分为下列三个时期，见表3-3。

表 3-3 20 世纪医学遗传学发展主要事件

时期	时间/年	主要事件
细胞遗传学时期（1860—1939 年）	1865	遗传学之父奥地利孟德尔（Mendel GJ 1822—1884）在豌豆杂交实验中，发现了遗传分离规律和自由组合规律，包括遗传因子"颗粒性"概念，但当时未受重视
	1900	欧洲的三名生物学家各自重新发现了孟德尔定律，奠定了遗传学的发展基础
	1901	发现人类 ABO 血型是按孟德尔定律遗传的
	1906	正式提出"遗传学"名称，此时期，已初步建立了染色体遗传理论
遗传学从细胞水平向分子水平过渡时期（1940—1952 年）	1943—1946	人体细胞染色体数目已被证实，其后又发现唐氏综合征的染色体改变
	1947—1949	研究证实 DNA 是遗传物质的基础
分子遗传学时期（1953 年至今）	1953	DNA 结构的双螺旋模式被提出
	1961	雅各布和莫诺德提出了操纵子学说，促进了基因表达调控研究
	1970—1979	在分子遗传学的基础上，建立了体细胞遗传学和遗传工程学
	1980—1989	应用重组 DNA 技术，开展了基因诊断学研究
	1996	英国克隆羊成功，克隆羊多莉的诞生揭开了世界迈向生命科学时代的序幕

随着基因工程的发展，许多遗传病可以进行预测性的基因诊断和产前诊断。近年来，医学遗传学最重要的成果之一就是在人的基因组中发现了癌基因和抑癌基因。当体内的抑癌基因或癌基因发生突变、缺失等遗传学缺陷，便会引起细胞分化机制紊乱，形成肿瘤。人们开始对一些恶性肿瘤及遗传病进行基因治疗的研究，希望从分子水平上调控细胞中缺陷基因的表达，或以正常基因来替代缺失基因等方式治疗肿瘤。基因治疗开始应用于遗传病、免疫缺陷等疾病的治疗。

（四）传染病学

20 世纪之前，传染病是严重威胁人类健康的主要因素，多次引发全球流行，深刻影响了历史的进程。现代医学的发展显著降低了传统传染病的发病率和病死率，然而，新出现的传染病、全球范围内固有的疾病回升趋势、抗生素耐药性，以及人畜共患病等问题，依然对公共健康构成威胁。

（王小中　徐建萍　龚道元　李一荣）

第二节　中医学的形成与发展

一、早期中医学的发展

中医指中国传统医学，是研究人体生理、病理，以及疾病的诊断和防治等的一门学科。中医以整体观、相似观为主导思想，以脏腑经络的生理、病理为基础，以辨证论治为诊疗依据。其承载着中国古代人民同疾病作斗争的经验和理论知识，是在古代朴素的唯物论和自发的辩证法思想指导下，通过长期医疗实践逐步形成并发展成特有的医学理论体系。

它的形成与发展大致可以划分为先秦及秦汉时期、晋隋唐时期、宋金元时期、明清时期、近现代五个阶段。

（一）先秦、秦汉时期——孕育、奠基阶段

春秋战国时期，元气论、自然观和阴阳五行学说等在战国末年已显露雏形；从殷商始，医生专业分化，医疗经验迅速增多，为中医理论体系的孕育期。秦、汉大一统社会文化格局的形成，为中医理论体系的建构提供了思想文化基础。如创作于战国、秦、汉之际，汇编于西汉中后期的《黄帝内经》，总结了西汉及以前的医学成就和临床经验，系统地阐述了人的生理病理及疾病诊断、防治等问题，确立了中医学的理论原则，奠定了中医学的理论基础。此外，东汉时期的《难经》，是一部以问难方式探讨医学理论的专著，涉及生理、病理、诊断、病证和治疗等多个方面，尤其对脉学有较详细而精当的论述和创见。再者，东汉末年医学家张仲景撰写的我国第一部临床医学专著《伤寒杂病论》，确立了中医诊治的辨证论治体系和理、法、方、药等运用原则，从而使中医理论与临床融贯成一体，为中医学的发展奠定了坚实基础。总之，秦汉时期出现的上述专著，从不同方面奠定了中医理论体系的基础，形成了中医学的学术范式，确定了中医学理论体系发展的基本路径。

（二）晋、隋、唐时期——继承、提高阶段

晋、隋、唐时期，中医学的发展呈现出分支学科在分化中日趋成熟、临床各科大发展及中外医学交流广泛等特点，在深化病证、病因及机制的认识、提高诊断技术、医方创制、新药发展等方面，均取得了较大成就。如唐朝孙思邈的《千金要方》《千金翼方》和王焘的《外台秘要》，是综合了基础理论和临床各科的专著，在脏腑辨证方面有长足进步。

（三）宋、金、元时期——学派涌现、理论突破阶段

宋、金、元时期的医家们在前一个朝代的理论和实践基础上，结合自己的阅历和临证体会，提出了许多独到的见解，使中医理论在某些方面取得了突破。如宋代陈无择的《三因极一病证方论》，在中医病因学方面提出了著名的"外因、内因、不内外因"的三因学说，使中医病因学说更加系统化和理论化。

（四）明、清时期——综合汇通、深化发展阶段

明、清时期，在集古代中医基础理论大成的基础上，结合该时期医家的临床经验和哲学研究成果，提出了许多新创见，使中医理论体系得到进一步的发展。如清代叶天士、吴鞠通等温病学家，在临床实践的基础上，创立了卫气营血和三焦的温病病机传变规律及其辨证论治方法，促使温病学说日趋成熟，自成体系。

二、中医学的理论化

（一）中医学理论的现代化

近现代中医学理论的研究，以系统整理、发扬提高为主，运用传统方法和现代科学方法，多学科多途径地逐步揭示了中医学理论的奥秘，使中医学理论不断深化、更新。中医药在世界范围的传播与影响日益扩大，中医药医疗、教育、科研和产品开始全面走向国际。特别是，新世纪以来坚持以"继承与创新并重，中医中药协调发展，现代化与国际化相互促进，多学科结合"为基本原则，将中医药推向传承与创新的方向发展。

（二）中医学理论的基本内容

中医学以阴阳五行作为理论基础,将人体看作气、形、神的统一体,通过望、闻、问、切,四诊合参的方法,探求病因、病性、病位,分析病机及人体内五脏六腑、经络关节、气血津液的变化,判断邪正消长,进而得出病名,归纳出证型,以辨证论治原则,制订"汗、吐、下、和、温、清、补、消"等治法,通过中药、针灸、推拿、按摩、拔罐、食疗等多种治疗手段,使人体达到阴阳调和而康复。

1. 阴阳五行学说

（1）阴阳学说的形成:起源于商、周之际,是古人在解释宇宙万物本原和联系的尝试中产生的。阴阳学说认为世界统一于物质,世界的本原是物质性的元气。元气分为阴气和阳气两大类,阴气与阳气的相互作用产生了万事万物。在《易经》中,阴阳学说已经形成,用以观察自然现象,说明万物对立统一的两个方面及其相互转化的关系。

（2）五行学说的形成:起源于战国时期。所谓五行,即金、木、水、火、土。这是自然界中的五种基本物质,它们之间存在着生化、制约的关系。《内经》中利用五行之间相生、相克的变化规律来解释人体的生理、病理现象,指导诊治疾病和判断预后。

（3）二者的关系:阴阳是五行的基础,五行关系受阴阳对立统一决定和制约。阴阳学说和五行学说虽然同为中医学理论体系的重要组成部分,但两者仍有不同的渊源,各有自己的特殊研究领域。作为一种哲学思想,阴阳学说是中国古代的一种对立统一理论,认为宇宙万物均存在两种对立的力量,即一方面存在阴性特征,另一方面存在阳性特征,它们相互排斥又彼此转化,由此衍生出自然界。五行学说不同于阴阳学说,它是研究事物内部以及事物之间的功能结构关系。

2. 脏腑学说　脏腑是中医学对内脏的总称,包括五脏（心、肝、脾、肺、肾）、六腑（胆、胃、大肠、小肠、膀胱、三焦）和奇恒之腑（脑、髓、骨、脉、胆和女子胞）。脏腑学说是以五脏为中心探讨人体各脏腑、组织器官的生理功能、病理改变及其相互影响的学说。古人将脏腑学说称之为"藏象",以"藏"代表"脏"字,"象"是代表征象或现象。《内经》中最早出现脏腑一词,如《素问·阴阳应象大论》指出,"人有五脏,化五气",反映当时的中医学家已掌握粗浅的解剖学和生理学知识。但是,值得注意的是,中医学所指的脏腑,其名称虽然与现代医学的相同,但其生理作用和病理生理的内涵则不完全相同。例如,中医学认为,肾主骨,生髓,主水,主纳气,肾藏精,开窍于耳,其华在发等。

3. 经络学说　经络学说是中医学理论的重要组成部分,对阐明人体的生理、病理,以及指导临床的诊断与治疗均具有重要的意义。《灵枢·经别》中指出:"夫十二经脉者,人之所以生,病之所以成,人之所以治,病之所以起,学之所始,工之所止也,粗之所易,上之所难也。"《医学入门》亦指出:"医而不知经络,犹入夜行无烛。"经络系统主要由十二经脉、十二经别、十二经筋、奇经八脉、十五络、十二皮部等组成。中医学认为,经络有通行气血,联系人体内外表里、脏腑器官和各种组织,调节平衡,对抗外邪,保护机体等作用。

4. 病因病机　中医对病机即病变的机制也早有描述。《内经》强调内因,即正气的强弱在疾病发生发展上的作用。"正气存内,邪不可干","邪之所凑,其气必虚",已成为中医的警句名言。《内经》中对病因的论述已比较全面,不仅论述了风、寒、暑、湿、燥、火的性质及致病特点,也很重视情态变化,即喜、怒、忧、思、悲、恐、惊的致病作用。同时,还重视饮食不节、房劳过度等致病因素。《金匮要略》中将病因归为三类:"一者,经络受邪,入脏腑,为内所因也;二者,四肢九窍,血脉相传,壅塞不通,为外皮肤所中也;三者,房室、金刃、虫兽所伤。以此详之,病由都尽。"

5. 诊法与辨证

（1）中医诊法：包括望诊、闻诊、问诊、切诊。中医通过四诊可了解患者的病史、症状、体质、病因等，继而进行综合分析，对疾病的性质、病变部位、邪正虚实等作出较客观的判断，为治疗提供依据。中医诊法的特点是整体观，还需结合季节、气候、地理、节令、性别和职业差异等情况。经过历代的总结和发展，诊法已成为中医学的一个学科——中医诊断学。

（2）中医辨证：指分析、辨别疾病的证候，也就是把望诊、闻诊、问诊、切诊所获得的病史、症状和体征等资料，运用中医学的脏腑、经络、病因、病机等基本理论和方法，综合分析患者的症状、体征产生的病因及其之间的相互关系，从而作出明确诊断。中医临床常用的辨证方法有八纲辨证（即阴、阳、表、里、寒、热、虚、实）、气血津液辨证、脏腑经络辨证、六经辨证、卫气营血辨证、三焦辨证及病因病机等，适用于不同疾病的诊断。

（3）中医论治：指在辨证的基础上，根据辨证的结果确定相应的主法和方药等治疗手段，因此，辨证和论治是中医学理、法、方、药具体运用不可分割的两部分。

6. 治则与治法

（1）中医治则：指中医治疗疾病时必须遵循的基本原则。如调整阴阳、扶正祛邪、标本缓急、因人因地因时制宜等。中医认为，疾病的发生是人体阴阳失调的结果，所以调整阴阳是治疗疾病的根本法则，方法是补其不足、泻其有余。疾病的过程就是正气与邪气相互斗争的过程，治疗疾病就要扶助正气、祛除邪气。治疗求本是重要原则，但在运用时要根据标本缓急不同，急则治其标，缓则治其本，标病与本病俱急则标本兼顾。因人制宜，就是要根据患者的年龄、性别、体质等情况，区别对待。因地制宜，就是根据不同地区的地理环境特点来处方用药。因时制宜，就是根据不同季节的气候特点来考虑处方用药的差别。

（2）中医治法：指在治则指导下治疗疾病的基本方法。尽管疾病变化具有多样性，中医学的治法不外乎正治和反治两种。正治是指一般的常规治疗方法，即针对疾病的性质、病机而治。例如，以寒药治热证，以热药治寒证，以补药治虚证，以攻法治实证。由于所用药物的药性与疾病的证象相反，故又称"逆治"。反治是指与常规治疗相反的疗法。有一些疾病，其临床表现只是一种假象，与主要的内在发病原因不相符，如"真寒假热证""真热假寒证"，应透过现象，辨清真假，治其本质，即"以热治热""以寒治寒"。由于反治所用药性与疾病的假象相顺，故又称"从治"。

7. 康复 又名平复、康健，是指改善或恢复人体脏腑组织的生理功能，即采用各种措施对先天或后天各种因素造成的脏腑组织功能衰退或功能障碍进行医疗，从而使其生理功能得以改善或恢复。康复不仅是身体的复健，而且更重要的是心神的康复，故中医学认为康复是身心的康复。中医学康复的基本观点为整体康复、辨证康复和功能康复。

三、中医学的学科化

（一）中医诊断学

西晋太医令王叔和搜集有关脉法资料，结合临证经验，著成《脉经》十卷，成为我国第一部脉学专著。《脉经》确立了寸口诊脉法，解决了寸关尺定位及脏腑分配等关键问题。同时，还详述了24种脉象的鉴别方法，成为我国脉学发展的基础。宋代崔嘉彦于1189年撰《崔氏脉诀》，以浮、沉、迟、数为纲，以风、气、冷、热主病，对《脉经》的二十四脉和《脉诀》的长、短脉加以论述。施发于1241年撰《察病指南》3卷，其内容以脉诊为主，卷下载有审诸病生死脉法；除脉诊外，尚有听声、察色、考味等诊法，为现存较早的诊断学专著。

笔记

（二）中医内科学

《诸病源候论》所载内科疾病27卷，详列内科病症达784条，对病因和证候作了具体的分析和细致的描述，其中对绦虫病、恙虫病、消渴、麻风等疾病的认识已达到很高水平。宋元时期，关于内科杂病方面的理论和医疗实践都有新的发展。《圣济总录》一书，以18卷分为86个子目，专题讨论"诸风"的辨证论治。明、清时期，中医内科不断发展，如16世纪人痘接种术的发明，明代吴有性于1642年著《温疫论》创立温病学说，论述了戾气的特殊性、物质性、传染性、选择性、偏中性，充分阐述了传染病的特点。

（三）中医外科学

中医外科远在周代已独立成科，当时四科之一的"疡医"就相当于外科。公元479—502年间，南齐龚庆宣整理的《刘涓子鬼遗方》是现存最早的外科专书，记述了金疮、痈疽、疥癣、疔疮等外科疾病，列有内、外治处方140余个，为后世外科"消、托、补"三法的确立奠定了基础。宋代《太平圣惠方》最早提出了治疗痈疽疮疡的两大内治法则——内消、托里，在外科治疗上很有价值。明、清时期外伤科又有了很大进展，主要表现在外伤科理论的提高，如薛己的《外科枢要》将全身疮疡分为30余种，并对各种瘤病作了描述；以及外科手术的进展，如王肯堂的《疡医证治准绳》（公元1608年）记载了多种外科手术方法，其中有许多是中医外科史上最早应用的。

（四）中医骨伤科学

中医骨伤学是我国人民在长期与各种伤病作斗争中形成与发展起来的一门独特的中医学科，主要防治气血、脏腑、皮肉、筋骨及经络损伤等疾患。骨伤科学又被称为接骨、正骨、金疡、折疡和伤科等。周代的疡医已对创伤作了分类，即"皮曰伤，肉曰创，骨曰折，骨肉皆绝曰断"，并应用内治和外治的疗法治疗创伤骨折，用去腐生肌和药物治疗伤口感染，甚至能完成一些病灶清除手术。随着年代的更替，历代医家的不断创新，特别是中华人民共和国成立以后，国家和政府重视中医学的发展，骨伤科的专业队伍不断壮大，逐步形成了一门具有中医特色的独立学科。

（五）中医妇产科学

我国很早就注意妇女的妊娠胎产问题。甲骨文已有关于妇女生育的记载，战国时已有专治妇女病的"带下医"，马王堆出土的《胎产书》论及妊娠十月养胎法。《诸病源候论》中载有妇人病8卷，总计283论，探讨妇产科多种疾病的病因病机。《千金要方》更将妇产一门列于卷首。唐末《经效产宝》中对妊娠、难产、产后等妇女常见病的诊疗方法都有论述，是我国现存最早的妇产科专书。宋元时期妇产科发展快，出现了一批妇产科专著。如杨子建于1098年撰《十产论》一书，详述横产、倒产、坐产、碍产等各种难产的处理方法，其中转胎手法是异常胎位倒转术的最早记载。

（六）中医儿科学

两晋、南北朝时期儿科著作约几十种。《备急千金要方》将儿科分为9门，对小儿的发育、护理、哺乳、卫生等均有论述。宋元时期的儿科领域，以钱乙及其《小儿药证直诀》最为著名。明、清时期儿科全面发展，薛铠的《保婴撮要》强调母儿同治，万全的《万密斋医书十种》，半数为儿科著述。清代夏禹铸的《幼科铁镜》是影响较大的儿科专著，以望面色、审苗窍、从外知内方面见长。

（七）中医针灸科

针灸术是中医学中独具一格的治疗方法。作为秦汉以前临证实践最常使用的技术，在《内经》《难经》中已有详细描述，在实践中还出现了扁鹊、华佗、涪翁、郭玉等针灸圣手。魏晋时皇甫谧对针灸学进行了首次大总结，完成了我国现存最早、并以原本形式传世的第一部针灸专著

《针灸甲乙经》。

（八）药物学

晋唐盛行的炼丹术为化学制药的产生创造了条件,此时期药物著作大量增加。南朝陶弘景的《本草经集注》,是对汉魏以来本草学的一次较为全面的总结。明代医家李时珍经过 27 年的艰苦努力,终于完成药物学巨著《本草纲目》,总结了 16 世纪以前我国的药物学,收载药物 1 800余种,附图 1 000 余幅,药方 1 万多个;纠正了以往本草书中的错误;提出了当时最先进的药物分类法,把药物分为 16 部,60 类,纲目清晰;系统地记述了各种药物的知识;纠正了一些反科学的见解。该书问世不久即传到国外,先后被译成日、法、德、俄等多种文字,在国外产生了重大影响。

（九）方剂学

方剂学的发展是在孙思邈"人命至贵,有重千金,一方济之,德逾于此"的观点影响下不断发展。孙思邈积数十年之心血,著成《备急千金要方》,后又花了 30 年时间著《千金翼方》。宋代《太平圣惠方》载方 16 834 首,是我国第一部由政府组织编写的方书。

（王俊利　郭晓兰　龚道元）

第三节　医学的发展趋势

一、现代医学专科领域的发展趋势

（一）分子生物学的发展

1. 分子生物学形成　1953 年 DNA 双螺旋结构模型的提出是现代分子生物学诞生的里程碑,开创了分子遗传学基本理论建立和发展的黄金时期。随后,分子生物学家进一步发现了遗传信息的传递规律(中心法则)以及破译了蛋白质生物合成的全部遗传密码。从 20 世纪 70 年代的一代测序到如今的三代测序,测序读长和通量等不断改进,测序技术的每一次变革和突破,都对基因组学研究、疾病诊断、药物研发等领域产生巨大的推动作用。

2. 人类基因组计划和后基因组时代　"人类基因组计划"(human genome project)是美国科学家于 1985 年率先提出,1990 年正式启动的。基因组是指某物种的全部基因,人类基因组分布在 23 对染色体中,由超过 30 亿个碱基对组成。截至 2003 年 4 月 14 日,人类基因组计划的测序工作已经完成,但仍有超过 8% 的基因组未被解读,主要涉及一些高度浓缩的染色质区域。随着高通量测序技术等不断突破,目前已公布了人类基因组完整的 30.55 亿碱基对序列。"人类基因组计划"主要分为两个阶段,第一阶段是明确基因组的序列和表达;第二阶段为"后基因组"阶段,主要阐明基因组内基因编码产生的蛋白质的功能,揭示基因组内核苷酸序列所蕴藏的生物学功能和意义;其核心问题是研究基因组多样性,基因表达调控网络以及蛋白质产物功能等,意味着人类基因组计划和生物学发展进入了成长和收获期。

人类基因组就像是一本读不完的书,里面包含人类发展和进化的全部秘密。医学科学对人类基因组的进一步研究旨在明确基因在疾病背后的调控作用,并且进一步深入研究从基因层面对疾病的治疗。

3. 精准医学　精准医学(precision medicine)是以个体化医疗为基础,在基因组测序技术以及生物信息与大数据科学快速发展下,交叉发展起来的新型医学模式。其本质是利用基因组、蛋白组等组学技术和医学前沿技术,对大样本人群与特定疾病类型进行生物标志物的分析、鉴定、验证与应用,从而精确探索病因和治疗靶点,并对同种疾病的不同亚类精准识别,最终实现对于特定患者不同疾病的个性化精准诊疗,提高疾病诊治与预防的效益。

精准医学,检验先行。通过多种检测技术评估患者样本信息,医生对患者进行个体化诊断、治疗以及预后追踪。其中,分子诊断是实现精准诊断最有力的武器:PCR、DNA 测序技术、基因芯片、单核苷酸多态性(single nucleotide polymorphism, SNP)、组学技术、蛋白水平分析(组织芯片、质谱、免疫组化)等能获取基因、蛋白的差异表达信息,为医学决策提供个性化证据支持。

(二)转化医学的发展

转化医学是连接基础研究与临床应用的一种创新医学模式,可明显加速从实验室到临床,再从临床到实验室的双向研究与转化。目前,转化医学的研究主要包括各类疾病的早期诊断分型和个体化治疗研究、生物标志物的鉴定与应用、干细胞转化研究、动物模型开发研究、分子靶向药物和生物大分子药物研发、免疫疾病研究等。

转化医学致力于弥补基础实验研发与临床和公共卫生应用之间的鸿沟,为开发新药品,研究新的治疗方法开辟出了一条具有革命性意义的新途径,从患者实际情况出发,让更多基础研究成果高效应用到临床实践中,是"从实验台到临床"的一个连续、双向、开放的研究过程。在这过程中,转化医学需要依赖检验医学提供的高质量、高灵敏度的检验技术和方法,用于诊断疾病、监测治疗效果、评估病情进展等。同时,检验医学也需要借助转化医学的研究成果,以指导临床诊断和治疗的进步。

(三)再生医学的发展

再生医学是利用生命科学、材料科学、工程学、计算机科学等多学科的理论和方法,融合组织工程技术、干细胞再生技术、克隆技术和基因工程技术等多项现代生物工程技术,通过激活机体内源性干细胞,或植入外源干细胞、干细胞衍生细胞、功能组织及器官来修复、替代和增强人体内受损、病变或有缺陷的组织和器官的学科。

干细胞是再生医学的基础和核心。干细胞即人体的起源细胞,具有自我更新和多向分化的能力。所谓自我更新,即细胞通过有丝分裂产生的两个子代细胞仍具有分裂前的增殖和发育潜力;所谓多向分化,即具有向多种细胞发育的潜力。由受精卵发育分化而成的干细胞,最初形成原始胚胎干细胞,然后分化增殖为能形成人体各组织的全能干细胞,并逐步分化为亚全能、多能干细胞,最终分化为具有特定功能的组织专能干细胞。目前,干细胞疗法已成为生物医学的基础研究与临床研究的热点课题。该方法就是把健康的干细胞移植到患者体内,修复病变细胞或者重建正常的细胞和组织。如骨髓移植便是利用来自他人的健康造血干细胞,重建患者的造血和免疫系统。

如今干细胞诱导分化与大规模制备等理论和技术不断取得突破,生物医用材料不断更新,个体化医疗临床应用呈加速趋势,再生医学的发展也将为人类面临的大多数医学难题带来新的希望。

(四)循证医学的发展

循证医学(evidence-based medicine),意为"遵循证据的医学",又称为实证医学,强调应用完善的设计和研究证据,将医学决策最佳化。著名临床流行病学家戴维·萨克特(David Sackett)将循证医学定义为"慎重、准确和明智地应用所能获得的最好研究依据来确定患者的治疗措施"。其核心思想是医疗决策应尽量以客观研究结果为依据。循证医学,丰富了传统经验医学的单一认识和实践模式,现已成为临床疾病诊断、药物治疗的重要思想和实践工具。

心脑血管疾病、肿瘤性疾病、自身免疫疾病等多因性疾病对人类健康的威胁日益显现,单纯依靠临床经验或证据不足的临床决策已经不能很好解决临床问题,此时需要挖掘更多的临床证据来指导临床实践。1976 年,首次被提出"荟萃分析"与"系统评价"的概念;1992 年,基于长期的临床流行病学实践基础,戴维·萨克特教授在 *JAMA* 发表文章,首次提出循证医学基本概念。直到 20 世纪末,循证医学已衍生出一系列新的分支学科,包括循证外科学、循证妇产科学、循证儿科学、循证公共卫生等。

(五)预防医学的发展

预防医学是从医学学科中分化出来的一个独立学科群。预防医学以人类群体为研究对象,应用生物医学、环境医学和社会医学的理论,研究疾病发生的分布规律以及影响健康的各种因素,并制订预防措施,以达到预防疾病、促进健康和提高生存质量的目的。

一方面,21 世纪的预防医学必然在防治结合、预防与保健相结合的基础上,以增强体质、提高生存质量和人口素质为主的发展方向,体现社会大卫生战略,推动第三次卫生革命,是健康社会发展的关键。另一方面,预防医学将在分子生物学和生物技术的促进下,生产出高效安全的新型预防药物以及多种高效疫苗;将根据基因图谱分析等先进方法和技术预测疾病,并采取相应的预防措施。总之,21 世纪将为疾病的预防开辟新纪元。

(六)中医学的发展

我国的中医学为人类医药学发展做出了重要贡献,中医学是现代医学重要组成部分,中医学发展促进了现代医学的发展。随着现代医学技术的不断进步,中医学和检验医学在诊疗过程中的融合越来越深入,一些传统中医医学方法也逐渐得到检验医学的验证和证实。这种相互发展促进了中医学的现代化和科学化进程,同时也为检验医学的应用提供了更多的可能性和新的思路。

现代医学的特点包括学科专门化、发展国际化、技术现代化和学科间的交叉融合等。随着现代高新科学技术在医学上的应用,研究手段更加新颖,分析更加精确,研究更加深入,产生了许多新的概念、新的理论、新的医学技术及新的研究方向。现代医学在近代医学分科发展的基础上,分科越来越精细,专业化程度越来越高,包括纵向分化和横向分化。其中前者指在原有学科的基础上建立子学科,例如病理学分化出细胞病理学、分子病理学和超微病理学等。后者是指在原有学科的基础上对同层次的各个领域分别进行单独研究,形成独立的分支学科,例如病理学分化出免疫病理学、遗传病理学、环境病理学和神经病理学等;内科学分化出心血管内科、消化内科、泌尿内科、呼吸内科、血液内科、内分泌科等。目前,医学各学科的分化仍在继续。

(吕 虹 龚道元 郭晓兰)

二、现代医疗卫生机构的发展趋势

现代中国的医疗卫生组织机构主要分为四类:卫生行政组织负责领导和管理卫生政策;医疗卫生机构负责疾病的诊断与治疗;卫生社会组织包括民间的卫生行业团体和基金会;其他卫生组织涉及医学教育、研究及相关出版机构等。

其中,医疗卫生机构对于将来从事医学检验工作的专业人员,意义在于为他们提供了一个专业的平台,用于开展各类生物学、微生物学、细胞学、生化、分子生物学等医学检验工作,这些检验结果对于疾病的诊断、治疗、预防及健康监护至关重要。医疗卫生机构中的实验室是检验人员的主要工作场所,他们在此运用先进的医学知识和技术进行检查和研究,确保检验结果的准确性和可靠性,对于提升医疗服务质量、保障患者健康,以及促进公共卫生事业的发展都发挥着重要的作用。因此,有必要清楚认识医疗卫生机构的分类及其发展趋势。

(一)医疗卫生机构的分类

医院是诊治疾病、护理患者的医疗机构。现代医院种类较多,一般可按以下 2 种方法划分。

1. 按医院的服务内容(收治范围、专业性质)划分

(1)综合性医院:旨在处理各种疾病和损伤。它们通常包括急诊部、门诊部和住院部。综合性医院通常是一个地区的主要医疗机构,可以同时为许多患者提供重症监护和长期照顾。

(2)专科医院:指专门治疗某一特定疾病或只针对某一类疾病人群的医院。按不同疾病或伤害,可分为儿科医院、妇科医院、眼科医院、口腔医院、皮肤病医院、精神病医院(或精神卫生中心)、肿瘤医院、胸科医院、传染病医院等。

2. 按医院功能、任务及医疗技术水平划分 卫生部于1989年11月29日颁布实施的《医院分级管理办法(试行草案)》规定,经过评审,根据医院的不同功能、任务、设施条件、技术水平、医疗服务质量和综合管理水平把医院划分为三级医院、二级医院和一级医院。每级又分为甲、乙、丙三等,因此,医院共分三级九等。

我国的医院还可以按照以下两种关系划分:①按医院的隶属关系分为军队医院、企业医院、医疗卫生部门医院等。②按医院的所有制分为公立医院(国有和集体所有制医院,含政府办医院)、私立医院等。

(二)医疗卫生机构的发展趋势

现代医疗卫生组织机构的发展趋势主要受到科技进步、社会经济发展、人口老龄化和患者需求变化等因素的影响。以下是医疗卫生组织机构的几个重要发展趋势:

1. 公立医院 公立医院一般是政府投资的医疗机构,其规模往往与政府的公共卫生目标和财政支持力度相关。这些医院通常拥有较为全面的服务体系,能够提供包括紧急服务在内的多种医疗服务。作为公立医院不可或缺的一部分,检验科通常承担着医院诊断和研究的重要任务。在技术进步和重视预防医疗的趋势下,公立医院的检验科有可能升级其实验室设备,使用更先进的自动化和信息化系统来提高准确性和效率,同时扩大检验项目的范围,包括基因检测和分子诊断等。

2. 私立医院和诊所 私立医院和诊所一般规模较小,更加注重特定市场和患者群体的需求,并且在竞争中倾向于提供更高质量的服务。部分私立医疗机构可能因为专注于利润而精简服务项目,不过也有许多机构在特定医疗服务项目上进行深度开发,以达到市场细分。私立机构的检验科可能更重视服务速度和患者体验,而且可能采取与公立医院不同的商业模式。因为在私立领域竞争激烈,检验部门可能更快采纳新技术和新方法,且可能与其他私人实验室或第三方服务供应商合作,实现优势互补。

3. 专科医院 针对特定的疾病或病人群体,如儿童医院等,专注于其特定领域,通常因为专业化程度高而拥有在某一专业范围内的竞争优势。这类医院的检验科往往也需要专门化,他们要能够提供高质量、定制化的检验服务。并且,这些检验部门可能因研究和临床紧密结合的需要而投入更先进的技术,如为特定疾病设计的生化标志物测试和遗传测试等。

4. 综合体系(医疗集团) 一般拥有多家医院和诊所,并通过一个集中的管理体系来运营。这样的综合体系能利用规模的优势来优化资源分配,并提供一系列从基础到高端的医疗服务。在这样的体系中,检验科可能更加集中化或者采用网络化管理,以提高效率和降低成本。集团内的检验部门多半会有标准化操作流程,并且能分享数据和资源。此外,大规模的综合体系有潜力投资于研究和新技术的开发,从而提升整个集团的医学检测能力。

(应斌武 龚道元)

思 考 题

1. 古代医学突出贡献有哪些?

2. 现代医学突出贡献有哪些？

3. 中医学理论的基本内容有哪些？

4. 我国卫生行政机构有哪些？根据医院的不同功能、任务、设施条件、技术水平、医疗服务质量和综合管理水平把医院划分为几级？

第四章
医学检验的形成与发展

第一节　国外医学检验的形成和发展

一、17 世纪前的医学检验

17 世纪前，医学检验被认为是原始医学检验或经验医学检验。人类最初进行医学诊断主要是依靠视觉、听觉来进行的，偶尔也会对患者的代谢物进行检查，这就是原始医学检验（实验诊断）。在公元前 400 年，已有将代谢物作为标本进行检验的记载，即尿液检验。古印度的医生将患者的尿液倒在地上，如果这种尿液能吸引来蚂蚁，则提示该患者排出"蜜尿"（糖尿），这可能是最早测定"尿糖"的方法。古希腊人也意识到体液检查对于预测疾病的重要性，希波克拉底（Hippocrates）提出并推广对尿液进行观察的检验方法，以此来辅助医生对有关疾病进行诊断；如他将尿液标本表面的气泡与肾脏疾病联系起来，将尿液中的沉淀物、血液及脓液与病情进展相关联，由此形成了原始的医学检验与检验诊断（实验诊断）。

公元 1300 年，尿液检验在欧洲得到普及。公元 1500 年左右，内科医生开始使用尿液颜色比对图进行尿液分析，这一方法直观显示了尿液与疾病的关系，成为欧洲中世纪诊断疾病的重要依据。至 17 世纪，人们一直利用感官观察代谢物和分泌物的外观、量和气味，作为问诊和体格检查的补充。

二、17—19 世纪的医学检验

17—19 世纪的医学检验被认为是初级医学检验（实验诊断）阶段，即通过辅助检验设备（如显微镜等）进行检验，以客观证据为主的实验医学检验逐渐产生。

（一）显微镜发明及在医学检验中应用

1665 年，英国博物学家罗伯特·胡克（Robert Hook，1635—1703 年）用自己设计制造的复合显微镜观察软木薄片，用 cell（小室）来描述他看到的干燥的植物细胞壁轮廓。

1676 年，荷兰人列文虎克（Leeuwenhoek，1632—1723 年）用自己制作的显微镜第一次观察到污水、牙垢、粪便中的细菌和血液中的红细胞，并记载了它们的形态。1677 年他首次描述了昆虫、狗和人的精子，并于 1684 年出版了第一本细菌绘图书。

显微镜的发明和应用为医学检验的初步形成奠定了物质基础，人们逐渐认识到疾病不仅可由人体组织的细胞病变引起，还会由微生物引起，即微生物感染。

（二）尿液检验的发展

尿液是最早被应用于临床的检验标本，其最常见的是理学、形态和化学成分检验。显微镜的应用为医生检验尿液的有形成分创造了条件，也推动了尿液检验技术的发展。公元前 400 年

至19世纪末,尿液检验技术发展的主要事件见表4-1。

表4-1　17—19世纪末尿液检验技术发展过程中的主要事件

时间/年	主要事件
1660	德国的奥托·塔切里斯使用石蕊试纸技术对尿液进行测定
1673	弗雷德里克·德克斯建立了加热乙酸法的尿蛋白定性试验
1787	法兰西斯克·莫拉伯利用硝酸法检测尿液中的胆红素
1841	特莫建立了氧化铜还原法的尿糖定性试验
1850	法国化学家莫米纳基于干化学原理,发明了测定尿葡萄糖的试验,但试验结果不太满意
1880	英国物理学家威廉提出用干粉试剂来制作测定尿葡萄糖的丸剂。在基于酸沉淀的原理上,他完善了测定尿蛋白的片剂
1883	英国医生乔治·奥利弗发明的测定尿蛋白、尿葡萄糖的药片大量进入市场;随着他的书《床边尿液测试》(*On Bedside Urine Testing*)出版,干化学试纸的测定方法在欧洲流行
1896	普迪(Purdy)出版了《实用性尿液分析和尿液诊断学》

(三)临床血液学检验的发展

血液检验依赖于显微镜、血红蛋白吸管(1852年)、血细胞计数板(1852年)、细胞染色技术(1880年)和血红蛋白计(1878年)。爱尔兰都柏林病理学教授爱德华·奥尔姆罗斯·怀特(Sir Almroth Edward Write,1861—1947年)首次观察到钙盐在血液凝固过程中产生的作用,于是他发明了一种血凝仪器用来测定凝血时间。1879年,捷克细胞病理学家和化学家保罗·埃尔利希(Paul Ehrlich,1854—1915年)利用加热的方法来干燥和固定血液涂片。保罗·埃尔利希使用苯胺蓝染色看到了细胞内的颗粒,并根据不同形态将白细胞的粒细胞分为中性粒细胞、嗜碱性粒细胞和嗜酸性粒细胞,他还发现了肥大细胞。19世纪末,保罗·埃尔利希和罗曼诺夫斯基(Romanowsky)发明的罗曼诺夫斯基染色法,能观察区分出血液中的各种细胞。1902年,哈佛大学病理医生瑞特(Wright)改进了罗曼诺夫斯基染色法,而他建立的经典瑞特染色法被使用至今,成为目前最简单、最常用的血细胞染色方法。

(四)临床微生物学检验的发展

19世纪60—70年代,法国人路易·巴斯德(1822—1895年)在发酵、细菌培养和疫苗等研究中取得了重大成就,并由此奠定了工业微生物学和医学微生物学基础,他被称为"微生物之父"。他发明的巴氏消毒法至今仍被用于医疗器械消毒,也被广泛用于牛奶消毒。巴斯德曾首次在感染的羊血液中分离到了炭疽杆菌,并证明实验室培养的炭疽杆菌也能使动物感染致病。

罗伯特·科赫(Robert Koch,1843—1910年)潜心研究细菌学实验技术,证明了特定微生物与某疾病的病原学关系,并发明固体培养基的细菌纯培养法,被称为"细菌学之父"。1877年他发表的论文介绍了一些细菌学检验方法,如在盖玻片上固定和干燥细菌薄膜,将德国病理学家韦格特(Weigert,1843—1904年)建立的苯胺染色法改良用于涂片中细菌及其鞭毛染色,则能在显微镜下更清晰地观察到细菌的形态。他还通过特殊的培养和染色方法发现了结核分枝杆菌,并制定了鉴定致病性微生物的"科赫法则",即:①该微生物存在于所有患该疾病的病例中。②该微生物可从患病宿主中被分离出来并在实验室内得到纯培养。③将纯培养的微生物感染新的宿主可引起同种疾病。④从试验发病的宿主中能再次分离培养出该微生物。这一法则阐述了疾病、病原体和医学检验的辩证逻辑关系。

19 世纪，由于细菌分离培养、染色法、动物接种等技术的发明和应用，科学家们新发现了许多细菌（表 4-2），到 19 世纪末，医学微生物学的建立为临床微生物检验的初步形成奠定了基础。

表 4-2　19 世纪发现的部分细菌的名称和发现者

时间/年	菌名	发现者
1882/1883	结核分枝杆菌/霍乱弧菌	德国细菌学家罗伯特·科赫
1883	白喉杆菌	德国细菌学家弗里德里希·勒夫勒
1884	破伤风杆菌	德国医生阿道夫·尼科勒
1849	炭疽杆菌	德国兽医爱德华·冯·戴文
1873	麻风杆菌	挪威医生阿马乌尔·汉森
1879	淋球菌	德国医生阿尔伯特·诺瓦尔·海塞尔
1894	鼠疫杆菌	日本生物学家北里柴三郎
1896	葡萄球菌	英国医生亨利·奥格斯顿
1898	痢疾杆菌	日本细菌学家志贺慈助
1984	伤寒杆菌	德国细菌学家卡尔·埃德亚尔德·嘉夫基

（五）临床免疫学检验的发展

医学免疫学发展经历了经验免疫学（19 世纪前）、科学免疫学（19 世纪前至 1953 年）和现代（分子）免疫学时期（1953 年后）三个阶段。人类对免疫学的认识是在长期与传染病的斗争中开始的，人类观察到传染病患者在痊愈后可以抵抗该种传染病再次侵袭。公元 16 世纪，我国明朝隆庆年间的医书已有接种人痘苗预防天花记载；1796 年，英国医生爱德华·詹纳（Edward Jenner，1749—1823 年）首次人体接种牛痘并成功预防天花，开创了接种免疫（主动免疫）的先河，被誉为是免疫学的先驱。19 世纪前，人们虽然从经验得知接种可获得免疫力，但对病原体及获得免疫的机制却全然不知。

1890 年，德国学者贝林（Behring）用白喉外毒素注射动物后，获得了能中和外毒素的抗毒素。次年他和日本学者北里柴三郎用白喉抗毒素预防白喉，开创了人工被动免疫。在抗毒素被发现后，又相继在免疫动物血清中发现了溶菌素、凝集素、沉淀素等组分，并能与相应的细胞、微生物及其特异产物发生特异性结合。其后建立了抗原、抗体概念，将血清中多种不同特异性反应物统称为抗体（antibody），而将能诱导抗体产生的物质统称为抗原（antigen）。1894 年，比利时免疫学家朱尔·博尔代（Jules Bordet）发现了补体，从此许多学者开始对体外抗原抗体反应进行系统研究，并陆续建立了体外检测抗原和抗体的多种免疫血清学方法和技术，如凝集反应、沉淀反应、中和反应及补体结合试验等。17—19 世纪，免疫学和免疫学检验技术发展过程中一些主要事件见表 4-3。

表 4-3　17—19 世纪免疫学和免疫学检验技术发展过程中的主要事件

时间 / 年	主要事件
1796	英国医生詹纳首次人体接种牛痘预防天花成功,被誉为是免疫学的先驱
1881	法国微生物学家巴斯德制成炭疽杆菌、狂犬病毒减毒疫苗,预防炭疽病、狂犬病(主动免疫)
1883	俄国微生物学家梅钦科夫提出细胞免疫理论学说
1890	德国学者贝林和日本学者北里柴三郎用白喉抗毒素预防白喉(被动免疫),后来人们相继发现了凝集素、沉淀素等能与细菌或细胞特异性反应的物质,统称为抗体
1894	比利时免疫学家朱尔·博尔代发现了补体
1896	达勒姆等建立了抗原、抗体特异凝集反应;费迪南·维达尔利用伤寒患者的血清与伤寒杆菌发生特异性凝集的现象,有效地诊断伤寒病,即后来的肥达反应
1897	克劳斯证实将细菌培养物滤液和对应的抗血清进行混合会产生沉淀,建立沉淀反应;德国化学家埃尔利希发表体液免疫理论学说
1900	比利时免疫学家博尔德特基于补体溶血体系建立补体结合反应;奥地利科学家兰茨坦纳发现了 ABO 血型系统,为同型输血奠定了基础,同时诞生了重要的免疫学检验项目——血型鉴定
1905	贝希托德发现了免疫扩散原理
1906	瓦瑟曼使用补体结合方案来对梅毒患者进行诊断

(六)临床生物化学检验的发展

在 3000 年前,人类发现了疾病可引起体液成分的改变,最早被注意到的是尿液中蛋白质和葡萄糖的改变。血液、尿液作为检测标本较容易获得,临床生物化学检验就是基于对血清、血浆、尿液进行定量分析而发展起来的。17—19 世纪临床生物化学检验技术发展过程中主要事件见表 4-4。

表 4-4　17—19 世纪临床生物化学检验技术发展过程中的主要事件

时间 / 年	主要事件
1694	弗雷德里克·德克斯发现含蛋白质的尿液与乙酸混合煮沸后会形成沉淀
1774	蒂基观察到发热患者尿液中可见一些沉积物
1776	马修·多布森证明糖尿病患者尿液和血清的甜味是由糖引起
1780	弗朗西斯·霍姆发明了糖尿病尿糖酵母试验
1830	杰拉尔杜斯·穆尔德完成了第一个蛋白质的基本化学成分分析
1836	詹姆斯·马什发明了砒霜的标准测试方法
1840	谢尔斯研究生物体各种组织的化学成分,奠定了生物化学的基础
1841	皮埃尔·萨布莱描述了运用盐析方法将血液蛋白分离成清蛋白和球蛋白的过程
1848	本斯·琼斯发现了多发性骨髓瘤标志物本 - 周蛋白(Bence-Jones protein,BJP)
1854	朱尔·杜博斯克以比尔定律为基础研发出了第一个可视的色度计,为生物化学指标的定量检测奠定了基础
1886	雅费发现了用碱性苦味酸法可以测定肌酸酐的数值
1893	埃尔斯特和盖特发明了光电池;理查兹发明了浊度计

（七）临床实验室初步建立

1866年，福伊特（Voit）在德国慕尼黑建立了第一个医学实验室；1875年，科菲尔德（Corfield）在英国建立了第一个公共健康实验室，后来他又在日本的大阪建立了皇室医学实验室；1895年，威廉·佩珀（William Pepper）实验室在美国宾夕法尼亚的综合性医院成立；1896年，美国约翰霍普金斯大学病理学教授韦尔奇（Welch）建立了医院内的临床实验室；1897年，第一个商用临床实验室在英格兰成立，并且临床研究协会接受通过邮寄的标本。

如果说17世纪显微镜的发明与应用为细胞形态学、微生物学及寄生虫学检验等奠定了基础；19世纪细胞和细菌染色技术、细菌培养技术、免疫学检验技术、尿液检验技术、血细胞检验技术以及定性、定量化学技术的发明和应用，为医学检验的初步形成创造了条件、奠定了基础；那么19世纪末，临床实验室的相继建立，则意味着系统的医学检验学科已初步建立。

三、20—21世纪初的医学检验

20世纪的医学检验一般被认为是近代医学检验形成阶段，也是医学检验基本形成阶段。

（一）临床实验室的发展

20世纪初，欧美国家的大学医学中心（医院）开始筹建临床实验室，并得到迅速发展。第一次世界大战后，美国规模较大的医院都设置了临床实验室，涌现出一批临床实验诊断专家。1920年，欧美国家的大型医院一般都设置了能进行血细胞形态学检验、细菌学检验和生物化学分析的临床实验室。

临床实验室自建立以来，自身规范和发展也发生了巨大的变化，逐渐形成了临床血液、体液、化学、免疫及微生物检验等几部分。实验室之间的交流合作也在不断地开展和深入，同时大量检验相关的实验设备也进入了实验室。由于不同地区、不同实验室之间的检测系统存在差异，为了保证各个实验室的工作质量以及在不同实验室之间实现检验结果的可比性和统一性，实验室标准化管理理念应运而生。目前，人们在实验室质量管理与控制方面已经做了大量卓有成效的工作，并对实验室的规范要求形成了整套的理论体系和完整的质量保证体系。2023年，中国合格评定国家认可委员会颁布的CNAS-CL02：2023《医学实验室质量和能力认可准则》，使实验室的流程改进工作有规可循。

（二）医学检验的工作人员

早期从事临床检验工作的人员主要是一些医院的医生、大学病理学或细菌学教授，他们自己或指导实习医生在病房或实验室，利用手工方法开展一些简单的实验。随着医学科学进步，临床检验项目越来越多，实验操作和检验过程更加复杂，一些熟知检验技术的医生则开始培训一些专门人员（包括技术员）从事烦琐的辅助性实验工作。同时，随着临床医生对临床检验的需求越来越多，要求越来越高，医院广泛设置临床实验室，有必要培养从事临床实验室工作的专业医学检验人员。

在欧美地区，医院逐渐建立了初具规模的临床实验室，称为病理科。通常，病理学则分为解剖病理（anatomical pathology）和临床病理（clinical pathology），后者有类似中国的检验科的内容，被称为医学检验（medical laboratory science/medical laboratory），但在欧美国家的医疗体系中并没有单独设置医学检验这一类别。因此，欧美国家的医院病理科综合了国内的检验科和病理科。

检验（病理）科工作人员主要分为两类，即医生（doctor）和技术人员（technician）。前者就是病理医生，相当于国内的检验（病理）医生；后者就是技师系列，相当于国内的检验（病理）技师，也就是我国从事临床检验工作的技术人员。而技术员在接受进一步的教育培训和积累一定的工作经验后,也可以晋升为技师。

(三)医学检验相关的协会、学会和组织

1912 年,英国成立了全球第一个医学检验学会,即病理学、细菌学实验室助理学会(Pathology Bacteriology Laboratory Assistant Association, PBLAA);1942 年,PBLAA 更名为医学实验室技术协会(Institute of Medical Laboratory Technology, IMLT),1975 年更名为临床实验科学协会(Institute of Medical Laboratory Science, IMLS)。从 IMLT 到 IMLS,标志着医学检验由单一技术性工作和单一学科,发展成拥有一套完整学科体系和众多亚学科的综合性学科。1922 年,美国临床病理学会(American Society for Clinical Pathology, ASCP)在密苏里州圣路易斯成立。1946 年成立了世界最知名的医学检验学会组织——美国病理学家协会(College of American Pathologists, CAP),它是非营利的临床实验室认可和行业管理机构。

(四)医学检验的教育

1908 年托德(Todd)和桑福德(Sanford)出版了第一版《检验诊断学》,开启了医学检验学专业教育的先河。1930 年,ASCP 将第一个医疗技师证书颁发给了亚当斯博士。美国检验(病理)人员的培养分为检验(病理)技师和检验(病理)医生的教育培养两类,具体内容见本书第五章。

(五)医学检验的学术期刊

1914 年,PBLAA 创办了《实验室杂志》(*The Lab Journal*),1975 年改为《实验室科学》(*The Lab Science*)。1988 年,美国将《医学技术杂志》(*American Journal of Medical Technology*)更名为《临床医学检验学》(*Clinical Laboratory Science*)。医学检验杂志使医学检验技术从业人员之间的交流更加顺畅、自由,同时也为从业人员提供了有效的学习途径。

(六)医学检验各专业的发展

从 20 世纪初美欧等大型医院开始设立临床实验室,开展以粪便、尿液、血液为主的少量检验项目,到 20 世纪末检验项目越来越多,检验分工越来越细,临床实验室(检验科)分别设立各专业实验室,学校人才的培养也有相应的课程,这些都标志着医学检验学科各专业的形成。

1. 体液检验的进展

(1)尿液化学及尿沉渣检验的进展:20 世纪 50 年代前,尿液分析的主要模式是湿式化学法单一成分检测加显微镜尿沉渣镜检,之后建立起了干式化学法测定尿液成分,逐渐出现了双联、三联及多联项目同时测定,且自动化仪器帮助工作人员判读和分析结果。

20 世纪尿液检验技术发展过程的主要事件见表 4-5。

表 4-5　20 世纪尿液检验技术进展过程的主要事件

时间/年	主要事件
1911	美国 17 岁大学生斯坦利·班尼迪特提出了一种稳定、实用、方便检测尿糖的碱性硫酸铜溶液,后来被人们称为班氏溶液
1911	美国维克多·梅尔斯博士对临床化学包括尿液分析进行了大量工作,他是临床化学包括尿液分析的开创者
1923	希腊医生乔治·帕帕尼古劳发明了巴氏染色法
1930	尿液检查成为医院常规检查中的一项
1948	苏格兰医生爱迪(Addis)建立了著名的"爱迪计数"
1956	尿葡萄糖测定葡萄糖氧化酶法的新试剂带问世,之后尿葡萄糖和蛋白的二联、尿葡萄糖、蛋白和 pH 的三联试剂带、十联、十一联干化学试剂带问世
1970	尿液干化学半自动化分析仪开始投入使用

续表

时间/年	主要事件
1983	美国研制了世界上第一台高速摄影机式的尿沉渣自动分析仪
1990	日本东亚医疗电子公司与美国国际遥控图像系统公司合作,生产出影像流式细胞术的尿沉渣自动分析仪
1993	全自动尿液分析仪开始应用
1995	日本公司将流式细胞术和电阻抗技术结合起来,研制出新一代全自动尿沉渣分析仪

（2）精液检验的进展：精液分析从简单显微镜形态学检查发展到多参数分析,包括精子活力从目测法发展为质量分析仪自动法,精子活率从目测法改为组织化学法等。精液检验的发展使临床能从生精细胞、睾丸、附睾等多部位分析病因,对不育症进行诊断和治疗。

（3）浆膜腔积液检验的进展：免疫学、生物化学等方法可用来鉴别浆膜腔积液的良恶性,液相色谱等手段可用于对肿瘤进行定位,流式细胞术（flow cytometry assay, FCM）可用于积液中细胞 DNA 含量的分析、可疑肿瘤细胞抗原的测定、积液中淋巴细胞的亚群分析等。

（4）脑脊液检验方法的进展：主要表现为脑脊液蛋白分析和酶学检查两方面。脑脊液中免疫球蛋白检查对脑病的诊断与鉴别诊断有重要意义,如出现 IgM 提示中枢神经系统感染;正常脑脊液中已知的酶有 20 多种,而发生某些神经系统疾病时酶活性可增高。

2. 临床血液学检验的进展

（1）血细胞分析的发展：20 世纪 50 年代库尔特利用电阻抗原理设计了血细胞计数仪,使细胞计数的精密度提高了 3~5 倍,工作效率也大幅提升;80 年代出现了可同时进行红细胞方面的八项参数测定的血液分析仪,包含红细胞比容（hematocrit, HCT）、平均红细胞体积（mean corpuscular volume, MCV）等,不仅可提供是否贫血的信息,还可进一步为贫血的类型及原因的分析判断提供线索;随后又出现了用核酸荧光染色法测定网织红细胞的仪器,同时又衍生出了一些网织红细胞的新指标,使网织红细胞作为敏感的造血状态指标的意义、可信程度、临床价值大为提高。仪器法白细胞自动分类的雏形及后来发展起来的多技术、多手段并用的真正白细胞五分类也随之逐步实现。

（2）止血与血栓实验诊断的发展：20 世纪中期,血栓性疾病检查多限于血小板计数、出血时间、凝血时间、血块收缩试验;进入 70 年代后,血小板黏附、血小板聚集等功能试验逐步被纳入常规诊断;80 年代后期,出血性疾病实验诊断成为血栓与止血学科内容之一,并得到快速发展。

（3）流式细胞术的发展：80 年代开始,流式细胞术逐步应用于临床红细胞检测及相关疾病诊断和治疗监测。流式细胞术是采用流式细胞仪结合抗体标记技术对细胞悬液进行快速分析,对流动液体中排列成单列的细胞进行逐个检测,得到该细胞的光散射和荧光情况,分析出其体积、内部结构、DNA、RNA、蛋白质和抗原表达等物理及化学特征的一种单细胞定量分析和分选技术。20 世纪以来临床血液学检验发展过程中的主要事件见表 4-6。

3. 临床微生物学检验的进展 20 世纪以来,微生物学进入蓬勃发展的时期,新菌种不断被发现,人们对原有微生物亦有了新的认识。探讨细菌与感染的关系、确定细菌的病原性、防止传染性疾病的传播、攻克微生物对人类健康的危害等成为微生物学研究的主要内容。20 世纪以来临床微生物学检验发展过程中的主要事件见表 4-7。

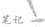

表 4-6 20 世纪以来临床血液学检验进展中的主要事件

时间/年	主要事件
1920	为了准确地获得检测结果,静脉穿刺取血作为检验标本得到推广和认同
1926	特奥多尔·斯韦德贝里用超速离心法确定了血红蛋白的分子量;加布雷乌斯将红细胞沉降率作为判断疾病严重程度的指数
1929	骨髓穿刺针发明,骨髓可像血液一样被吸取和推成薄膜片,染色后在显微镜下进行观察
1945	博格斯特伦完成了凝血时间测试
1953	库尔特血细胞计数仪问世
1961	蒂尔等用致死量放射线照射实验小鼠,然后进行骨髓移植,成功地在脾脏形成结节,发现了造血干细胞
1984	基因工程生产凝血因子Ⅷ
1985	流式细胞术开始被广泛用于临床医学的科学研究及疾病诊断和治疗监测

表 4-7 20 世纪以来临床微生物检验进展中的主要事件

时间/年	主要事件
1928	英国微生物学家亚历山大·弗莱明(1881—1955 年)偶然发现的青霉素开启了抗生素时代
1928	格里菲斯根据肺炎链球菌研究,发现了转化现象
1941	比德尔和塔图姆针对粗糙链孢霉的突变试验,提出了一个基因一个酶的假说
1958	梅瑟森对大肠埃希菌进行标记,用梯度离心法,首次证明了 DNA 的半保留复制
1973	科恩等人将大肠埃希菌(*E.coli*)抗四环素质粒与 *E.coli* 抗卡那霉素质粒体外重组后重新转化到 *E.coli* 受体菌获得成功,基因工程自此开始
1983	澳大利亚医生马舍尔首次发现胃炎、胃溃疡是由幽门螺杆菌感染所引起的

4. 临床免疫学检验的进展 国外 20 世纪临床免疫检验发展历程中的主要技术方法和相关人物见表 4-8。

表 4-8 国外 20 世纪临床免疫检验发展历程中的主要技术方法和相关人物

时间/年	主要技术或方法	相关人物
1911	荧光显微镜发明	奥斯卡(Oskar)
1941	免疫荧光标记	库恩斯(Coons)
1946	凝胶内沉淀反应	乌丹(Oudin)
1948	双扩散沉淀反应	奥赫特隆尼(Ouchterlony),埃莱克(Elek)
1953	免疫电泳分析	格拉巴尔(Grabar),威廉斯(Williams)
1955	流式细胞术概念首次提出	莱昂纳德(Leonard)
1959	放射免疫分析	伯森(Berson),亚洛夫(Yalow)
1965	单向免疫扩散技术	曼西尼(Mancini)
1966	酶标免疫技术	阿瓦姆斯(Avames),乌里尔(Uriel)
1971	胶体金免疫分析	福克(Faulk),泰勒(Taylor)
1973	均相酶免疫分析	鲁宾斯坦(Rubenstein)
1975	杂交瘤技术与单克隆抗体	科勒(Kohler),米尔斯坦(Milstein)
1976	生物发光免疫分析	施罗德(Schroeder)
1978	化学发光免疫分析	哈尔曼(Halman),施罗德(Schroder)

续表

时间/年	主要技术或方法	相关人物
1981	均相底物标记荧光免疫分析法	吴尼（Ngot）
1982	时间分辨荧光法	梅尔曼（Meurman）
1991	抗体微点免疫分析（微阵列免疫分析）	埃金斯（Ekins）

5. 临床生物化学检验的进展 20世纪初，许多生物化学家就开始对人体的化学组分进行了系统的研究，如蛋白质、氨基酸和糖类等以及体液相关成分含量的病理变化。1904年，美国哈佛大学医学院生物化学系，著名生物化学家奥托·福林（Otto Folin，1867—1934年）教授开始用比色法测定肌酐，并建立了一系列血液生物化学成分的比色测定法，他成为美国第一个（现代意义上的）临床生物化学家。1908年，沃尔格莫特（Wohlgemuth）首先将测定尿液淀粉酶作为急性胰腺炎的诊断指标。1918年，利希特维茨（Lichtuitz）首先出版了以《临床化学》为名的教科书。1919年，北京协和医学院生物化学系主任吴宪（1893—1959年）在福林的指导下，完成了博士论文《一个血液分析系统》，由此奠定了血液化学分析的基础。1931年，彼得（Peter）和范斯莱科（Van Slyko）出版了两卷《临床化学》专著，第一次概括了这段时期临床化学的相关成就，标志着临床生物化学检验的初步形成。

20世纪30年代后，光电比色计被应用于临床，这意味着临床生物化学检验的工作发生了根本性的改变。20世纪50年代，工业革命引发了机械制造技术的发展，也推动了光学、电子、机械检验仪器设备的发展。1957年，斯凯格斯（Skeggs）首先将连续流动式分析装置引入临床实验室；1964年后开始使用通道分析仪和离心式分析仪，并加上了微处理系统，为临床设计了组合试验和组合报告。20世纪70年代，各种计算机控制的全自动生化分析仪在临床实验室开始得到广泛使用，同时也推动了临床生物化学检验的发展。国外20世纪临床生物化学检验发展历程中的重要技术和相关人物见表4-9。

表4-9 20世纪临床生物化学检验发展历程中的重要技术和相关人物

时间/年	主要技术或方法	相关人物
1900	电化学技术	霍伯（Hober）
1904	比色计	弗林（Folin）
1912	血液气体分析	霍尔丹（Haldane）
1913	尿液组分分析天平测定	邦·英格里特·C（Bang IC）
1941	分光光度计	凯里（Cary），贝克曼（Beckman）
1945	实验室能力验证	桑德曼（Sunderman）
1947	火焰光度计	霍尔德（Hald）
1950	区带电泳	克雷默（Cremer），蒂塞留斯（Tiselius）
1954	原子吸收分光仪	沃尔什（Walsh）
1956	动态法测定血清谷丙转氨酶的活性	沃布莱斯基（Wroblewski），拉杜（LaDue）
1957	干化学技术/POCT	弗里（Free）
1957	自动生化分析仪	斯凯格斯（Skeggs）
1964	原子吸收光谱	泽特纳（Zettner）
1968	计算机技术	桑德曼（Sunderman）

6. 分子生物学检验的进展　分子生物学是生命科学中发展最迅速的领域,并与诸多的学科正在进行广泛的交叉和渗透。20 世纪分子生物学技术发展过程中的主要事件见表 4-10。

表 4-10　20 世纪分子生物学检验技术发展过程中的主要事件

时间	主要事件
19 世纪后期至 19 世纪 50 年代	确定蛋白质是生命的主要物质基础;确定 DNA 是生物遗传物质基础
19 世纪 50 年代至 70 年代	DNA 分子双螺旋结构被发现,该理论奠定了分子生物学的基础
1970 年	重组 DNA 技术的建立和发展;基因组研究的发展;单克隆抗体及基因工程抗体的建立和发展;基因表达调控机制;细胞信号转导机制研究成为新的前沿领域,分子生物学检验进入深入发展阶段
1976 年	美籍华裔学者简悦威等首先应用液相 DNA 分子杂交技术,成功进行 α 地中海贫血产前诊断,形成临床分子生物学检验技术第一阶段,即以导致遗传病的基因突变位点为靶标,以液相 DNA 分子杂交为核心
1977 年	赛奇、科尔森等建立了 DNA 测序方法
1985 年	美国学者穆利斯登建立 PCR 技术,以该技术为核心的临床分子生物学检验技术第二阶段到来
1991 年	弗尔多等人提出了 DNA 芯片的概念,以其为代表的生物芯片技术得到快速发展
1990 年至今	全自动核酸测序仪和生物芯片技术为代表的高通量密集型分子生物学技术问世,基因测序技术和生物质谱技术的出现标志临床分子生物学检验技术进入第三阶段

7. 临床输血学检验的进展　古时候人类在打猎等生产活动和战争中获得有关血液的知识,从而认识到血液的重要性。16—19 世纪末,人们尝试动物给动物输血、动物给人输血、人给人输血,由于没有认识到血型、未能解决血液的抗凝等一系列问题,虽有成功但更多的是失败,这些只是人们对输血的早期认识,是输血启蒙阶段。

临床输血学检验是在输血医学的基础上发展起来的,它是利用与输血相关学科的技术,如血细胞生理学、免疫学、遗传学、微生物学和分子生物学等技术,对血液或血液成分进行安全性检测,并保证其合理、安全、有效地服务临床。

15—20 世纪初临床输血学检验发展过程中主要事件见表 4-11。

表 4-11　15—20 世纪初临床输血学检验发展过程中的主要事件

时间 / 年	主要事件
1492	罗马教皇八世口服血液治疗疾病
1665	牛津大学教授洛厄尝试动物输血实验
1667	法国科学家德尼成功将羊血输给男孩
1818	英国医生布伦德尔首次进行人—人输血
1900	奥地利维也纳科学家兰德斯坦纳通过凝集反应发现了 ABO 血型系统
1907	奥滕伯格开始输血前配合试验,并于 1913 年证实输血前配合试验对于预防输血反应的重要性
1915	美国病理学家韦尔把枸橼酸盐抗凝血置冷藏箱内保存后再输血
1935	国际输血协会成立
1937	芬特斯在芝加哥库克郡医院建立了第一个医院血库

续表

时间/年	主要事件
1939	兰德斯坦纳和维纳发现了 Rh 血型系统
1943	劳提特和莫利森研制了 ACD（A：枸橼酸；C：枸橼酸三钠；D：葡萄糖）配方保存血液
1947	美国血库协会成立
1959	吉布森提出成分输血概念，但是直到 20 世纪 60 年代末和 70 年代初，成分输血才真正发展起来
1965	美国研制出第一台连续流动离心式血细胞分离机

（七）临床实验室管理的进展

临床实验室管理开始是由医学检验行业协会和学会制定一些规则，并逐步上升到国家法律层面。1967 年。美国颁布了临床实验室改进法案（Clinical Laboratory Improvement Act 1967，CLIA67），并在同一时间成立美国国家临床实验室标准化委员会（National Committee for Clinical Laboratory Standards，NCCLS）。1971 年美国临床实验室监事和管理员协会成立，它是临床实验室管理协会的前身。1977 年美国国家标准机构认可了 NCCLS，随后其成为临床实验室的国家参考系统的主体。1979 年临床实验室管理协会成立。1988 年临床实验室改进修正案（Clinical Laboratory Improvement Amendments of 1988，CLIA88），并通过了法律程序。这一修正案要求所有的临床实验室都必须有健康和人类服务部门颁发的证书。美国卫生与公众服务部（United States Department of Health and Human Services，HHS）只认证有足够的质量保证和适当质量控制的临床实验室，并要求其通过能力测试。其他国家也都逐渐建立和完善了符合本国自身发展和条件的临床实验室管理条例和法律法规。

（岳保红　龚道元　颜慧敏）

第二节　国内医学检验形成和发展

一、20 世纪前的医学检验

19 世纪中叶开始，西医由传教士传入中国，一些传教士通过教会设立诊所和医院。19 世纪后期出现了一些小型化验室，和国外初期的医学实验室一样，都是由医生自己来完成简单的检验项目，但因人手不足，也会向社会招收学徒。这些化验室还不能称为独立的临床实验室或检验科，因为它们所承担的检测项目主要以三大常规（即血、尿和粪常规）为主。在这个时期，我国的医学检验领域并没有形成完整、独立的体系，也还不能称为医学检验。

二、20—21 世纪初的医学检验

（一）1949 年前的医学检验

1. 医学检验教育　1949 年以前，国内医学检验处于起步阶段。20 世纪 20 年代北京协和医学院的生物化学系是最早开设临床生化检验课程的院校；后来少部分院校，如华西协和大学医学院、湘雅医学院、齐鲁大学医学院等都开设了医学检验技术专业（采取间断招生的形式）。

2. 医学检验人员　在 20 世纪 10—20 年代，国内专门从事检验工作的人员不多；到了 30—40 年代，规模相对大型的医院会设立化验室，但检验人员一般没有经过系统的教育和培养。

3. 医学检验各方向发展

（1）临床常规检验：检验内容较为简单，主要依靠显微镜等手工操作。主要开展血液、尿液、粪便三大常规检查的检验项目。

（2）临床病原生物检验：1910年，伍连德在哈尔滨临时搭建的实验室内通过显微镜观察切片，辨认出鼠疫杆菌，再通过观察和研究病患的血液样品培养基和其他器官，确诊传染病为鼠疫；1924年，李光勋采用显微镜检查苏州大学生血液标本，发现了疟原虫，同年，林几通过显微镜检查粪便，发现肠道寄生虫感染者，这些是国内最早的病原生物检验记录。

（3）临床生物化学检验：我国开展了血糖、血浆蛋白等十多个检验项目，使用目测比色法，结果准确性、重复性较差。1917年，吴宪被福林教授录取为研究生，1919年以论文《一个血液分析系统》获博士学位，他首先建立了钨酸除去血液样品中所有蛋白质，制备出无蛋白质的血滤液，建立了可以检测血糖、尿素、肌酸、肌酐、非蛋白氮等多种成分的测定方法，奠定了血液化学分析的基础，这些方法一直被沿用到20世纪70年代。另外，他还对血液气体与电解质平衡和蛋白质变性进行了研究。1920年吴宪回国后在北京协和医学院，主持生物化学的教学工作；不久生物化学便从生理学科中独立出来，正式成为生物化学科（department of biochemistry）。

（4）临床输血检验：1918年，刘瑞恒与基尔戈尔等在上海首先报告中国人的血型；1938年，白求恩在五台县军区后方医院第一次开展输血技术培训；1944年，为适应抗日战争救治需要，由易见龙教授任主任的第一个独立血库在昆明建立了；到了1947年，南京中央医院血库成立，并开始用4℃保存全血，随后，易见龙和周衍椒报告了782名中国人Rh血型的检测结果，阴性率为1.9%。

（二）1949—1980年的医学检验

1. 医学检验教育　1949年后，一些中专卫生学校开设了医学检验技术专业；还有少数高等医学院校开办了医学检验专科、本科教育，借此培养初、中、高级医学检验相关人才。

2. 医学检验人员　20世纪50年代起，国内医学检验得到了较快发展，如县级以上医院基本上都设置了临床实验室（化验室），但从事医学检验的工作人员大部分是仅经过短期培训或学徒式教育后即上岗的人员，少部分为中专医学检验毕业的人员，而拥有高等教育学历的检验人员相对比较少。

3. 医学检验各方向发展

（1）临床常规检验：20世纪50年代初，在我国各类医院检验科，临床检验项目大多限于血、尿、粪便三大常规和一般体液检验。检验人员依靠一台单目显微镜、几支试管、几张载玻片等，来探察人体的各类病变，如通过一张血液涂片来鉴别各类贫血，或检测疟原虫、血丝虫、弓形虫等各类血液寄生虫；一张尿沉渣涂片和尿蛋白试验来鉴别肾炎还是膀胱炎；一张粪便涂片来鉴别消化不良性还是感染性腹泻，或检测蛔虫、钩虫、姜片虫等各种寄生虫卵等，检验人员被誉为"医生的眼睛"。

（2）临床微生物检验：微生物检验在辅助诊断感染性疾病中发挥着重大的作用，承担着防病治病的责任。在新中国成立初期，在省市级医院检验科大多设有细菌室，虽只有一台简单的显微镜和细菌培养箱，但开展的细菌培养和免疫学检验项目却有几十种，如肠道病原菌、化脓球菌、结核菌、厌氧菌（破伤风杆菌等）、真菌培养、抗生素药敏试验等，对肠致病性大肠埃希菌可分12个血清型。20世纪60—70年代，国际上微生物学检验工作成果很多，新菌种不断被发现，人们对原有微生物亦有了新的认识，而对于病原微生物致病机制的研究，开始从细胞水平进入分子水平。

（3）临床免疫检验：我国临床免疫学检验与发达国家相比相对落后，一般规模较大的医院的临床实验室会开展数量不多的临床免疫学检验项目,当时称之为"血清学检验",但检验标本也少,如试管凝集法肥达试验、乳胶凝集法测定类风湿因子,反向间接血凝试验测定 HBsAg;单向琼脂扩散试验测定免疫球蛋白,双向琼脂扩散试验测定 C 反应蛋白;补体结合试验测量血清补体活性;对流免疫电泳测定甲胎蛋白(AFP)等。这些方法一般是使用多克隆抗体试剂,特异性较低,敏感性不高,检验项目少,标本量也很少,基本是手工操作,所以结果报告慢。

(4)临床生物化学检验:国内能开展生物化学检验的医院并不多。1958 年,国产第一代光电比色计问世(581 型光电比色计);20 世纪 50 年代后期到 60 年代初,李健斋对转氨酶升高机制及测定方法有比较深入的研究;丁霆建立了一系列激素测定方法;南京军区总医院在 1960 年建立了结合科研和常规任务的国内第一个"临床生化科",通过方法学评选了 100 多项可以被临床应用的生化检验方法。到了 70 年代,721 型、751 型分光光度计相继问世,并被用于临床生化检验。

(5)临床寄生虫检验:新中国成立初期,日本血吸虫病、疟疾、利什曼病、丝虫病和钩虫病等严重危害人民健康,临床寄生虫检验工作也随之发展起来,同时也加快了我国寄生虫病防治工作的进展;大型医院和防疫站(现称疾病预防控制中心),特别是在疫区,建立了专门的科室,也培养了专门的检验人员。

(6)临床输血检验:1952 年,在著名外科医生沈克非教授的领导下,国内众多著名专家和科技工作者们组建了一个大型中心血库,发动无偿献血,也制定了献血员的健康标准和血液质量标准。20 世纪 50 年代至 80 年代初国内输血医学及临床输血检验方面发生的主要事件见表4-12。

表 4-12 20 世纪 50 年代至 80 年代初国内输血医学及临床输血检验方面发生的主要事件

时间/年	主要事件
1951	肖星甫编著《输血与血库》
1953	我国第一所大型血库建立,定名为军委后勤卫生部沈阳中心血库
1957	在天津成立了军事医学科学院输血及血液学研究所(血研所)
1958	卫生部在天津召开了全国输血工作现场会议,此后我国一些大城市相继建立血站
1963	由《天津医药杂志》出版发行的《输血及血液学附刊》,成为我国第一份输血杂志
1977	《输血及血液学》杂志创刊
1978	国务院发文在全国实行公民义务献血制度

(三)20 世纪 80 年代初至 21 世纪初的医学检验

20 世纪 80 年代初至 21 世纪初,国内医学检验高速发展,基本处于快速发展和成熟阶段。

1. 医学检验教育 经过近 40 年的发展,医学检验教育行业已具有检验专科(中专和大专)、本科五年制检验医生、本科四年制检验技师、硕博士研究生、七年制本硕连读、成人检验专科本科等层次齐全的教育体系,对推动我国医学检验的发展起到了不可替代的作用。具体内容见本书第五章第三节。

2. 医学检验人员 从 20 世纪 80 年代中期开始,中专、专科、本科甚至研究生医学检验毕业生已被充实到医学检验队伍,检验工作人员学历层次得到了改善和优化。到目前,大型医院的从业医学检验工作人员以本科为主体,还有相当一部分人员拥有硕士甚至博士学位;医学检验从业人员的技术职称结构也逐步提高,形成了初级、中级和高级技术职称检验人员的合理搭配;

检验工作人员素质的提高推动了我国医学检验的发展。

3. 医学检验各亚专业发展

（1）临床体液学检验：临床体液学检验标本的范围并没有明确的界限。然而，在国内临床实验室中，常见的体液学检验标本包括尿液、脑脊液、浆膜腔积液、精液、前列腺液、阴道分泌物和痰液等。体液学检验主要以常规检验为主，包括理学检查、显微镜下观察和常见化学成分的检测。20世纪80年代初至21世纪初国内临床体液学检验技术进展见表4-13。

表4-13　20世纪80年代初至21世纪初国内临床体液学检验技术进展

时间	技术进展
20世纪80年代初	手工操作，检验项目少
20世纪80年代中期	尿液干化学自动分析仪开始在临床实验室推广使用，从尿8项分析发展到尿12项分析
20世纪90年代中后期	尿有形成分分析仪、精液分析仪开始逐步使用
21世纪	发展到尿液分析流水线；脑脊液、浆膜腔积液中的细胞也可通过仪器分析

（2）临床血液学检验：到了20世纪80年代，随着现代科技的发展和计算机在生物医学领域的应用，新一代检验仪器应运而生。自动血液细胞分类计数仪等代替了繁杂的手工操作，既快速、简便，又保证检验结果的准确、可靠。近20年来，随着医学分子生物学的进展，血液学进入到"分子血液学"水平，聚合酶链反应（polymerase chain reaction，PCR）、核酸分子杂交、生物芯片及蛋白质组学等分子生物学研究方法在血液学检验和临床诊断中已广泛应用。血液系统疾病不再单纯依靠血涂片或骨髓涂片检查，而是需要更多地结合流式细胞学、融合基因检测、染色体核型分析以及荧光原位杂交等分子生物学检查方法，为临床医生提供综合准确的诊断依据。

（3）临床微生物学检验：临床微生物学检验，从单纯细菌培养发展到包括细菌、病毒、衣原体、支原体、螺旋体、真菌、寄生原虫等各类病原微生物，检测项目有几百种。检测方法从简单的细菌培养发展到分子生物学基因分型鉴定。在药物敏感性试验方面，陈民钧等引进美国国家临床实验室标准化委员会（NCCLS）标准，建立了严格的质量控制体系。

（4）临床免疫学检验：从20世纪80年代初期开始，临床免疫学检验快速发展（表4-14），各种免疫标记技术、方法、仪器和检验项目不断在我国临床实验室推广使用，如化学发光免疫分析技术。该技术具有无辐射、标志物有效期长、敏感性及特异性好、线性范围宽、操作简便、可实现全自动化等优点，由此助力我国临床免疫学检验的发展迈入新纪元。

表4-14　20世纪80年代初至21世纪初国内临床免疫学检验技术进展

时间	技术进展
20世纪80年代初	手工操作，血清学检验（多克隆抗体试剂）
20世纪80年代中期	单克隆抗体制备技术广泛应用，出现放射免疫分析技术、酶免疫分析技术等标记技术
20世纪90年代中后期	免疫胶体金标记分析技术、荧光免疫分析技术、时间分辨荧光法分析技术、化学发光免疫分析技术等
21世纪	微阵列免疫芯片技术、液态芯片技术、飞行时间质谱技术等

（5）临床生物化学检验：临床生化检验的人员、设备、实验室规范及质量管理在20世纪80年代初至21世纪得到全面发展（表4-15）。条形码、临床实验室信息管理系统在临床实验室的使用，基本上实现了从检验标本的录入、分析及报告传送的自动化，大大提高了工作效率。同时临床生化检验开始进行室内质控和室间质量评价，加强了分析前、分析中和分析后质量管理，也提高了检验结果的质量。

表4-15　20世纪80年代初至21世纪初国内临床生物化学检验技术进展

时间	技术进展
20世纪80年代初	临床生化专家叶应妩、陶义训、李健斋等著书立说，编写《临床生化检验》《临床化学诊断方法大全》等生化著作，奠定了临床生化检验的理论基础
20世纪80年代中期	逐步进入一个全新的自动化微量分析时代：①生化分离与分析技术：发展为采用分光光度法、火焰发射和原子吸收光谱法、散射比浊法及分子荧光光谱法等。②自动分析和酶法分析：80年代中期，采用固定时间测定酶活性
20世纪90年代中后期	引进自动生化分析仪采用动力学方法连续监测酶活性。离子选择性电极开始用于电解质测定和血气分析等
21世纪	干化学分析、条形码、临床实验室信息管理系统在临床实验室的使用，基本上实现了从检验标本的录入、分析及报告传送的自动化

（6）临床分子生物学检验：自20世纪90年代以来，"医学分子生物学"这门课程从"生物化学"中独立设立。分子生物学技术不仅在科研实验室开始应用，而且在临床诊断领域也逐渐占据了重要地位。临床分子生物学检验主要用于少数感染性疾病、遗传性疾病、肿瘤疾病的诊断。进入21世纪，以PCR为代表的分子生物学检验在国内得到了较为广泛的推广和应用。除了PCR，一些临床实验室还推广了其他先进的分子生物学技术，如质谱技术、基因芯片，以及DNA测序等，以拓展其检验服务的专业范围并提升检验的精确度和效率。特别值得一提的是质谱技术，因为在过去的几十年中，它经历了迅速的技术进步，已经成为临床实验室分析复杂生物样本的一个有力工具。尽管如此，质谱技术在临床应用中所面临的难题是自动化程度低，操作步骤繁杂，这在一定程度上限制了其在快节奏临床环境中的普及。

（7）临床寄生虫学检验：1950—2006年，我国新发现的人体寄生虫共64种，钟惠澜、冯兰洲等在黑热病、日本血吸虫病防治研究方面走在世界前列。21世纪，我国医学寄生虫学学科发展面临新的挑战和机遇，寄生虫学基础知识发展能够加速临床寄生虫学检验的发展。

（8）临床输血检验：20世纪80年代初至21世纪初国内输血医学及临床输血检验方面发生的主要事件见表4-16。进入21世纪后，为保证血液质量和输血安全，我国献血和输血管理进入法制化、规范化轨道；血液采集、检测、贮存、输血前检验及发放等严格按有关规章进行，如实施义务献血和成分输血，要求在省或市建立一所血液中心或中心血站，二级以上医院和妇幼保健院设立临床用血管理委员会，二甲以上医院血库从临床实验室分离出来独立输血科，对献血员血液和患者血液进行严格检查等等。同时，随着人类血型和输血医学研究的不断深入，各种自动化的仪器设备和高新技术也不断地向输血领域渗透，使血液及其成分制剂更加安全。例如，红细胞血型基因分型、HLA分型、血小板基因分型和病毒检测等技术的应用，血液中心或中心血站更安全地为临床提供相适配的血液成分。

4. 即时检验的发展　即时检验（point of care testing，POCT）指在实验室外，在患者床边分析患者标本，并能及时报告结果的一个微型移动检测系统。20多年来，POCT的技术有了一定发展，部分已应用于临床，但目前还存在质量控制方面的问题。

笔记

表4-16　20世纪80年代初至21世纪初国内输血医学及临床输血检验方面发生的主要事件

时间/年	主要事件
1988	上海市血液中心被确定为世界卫生组织输血服务和研究合作中心。同年中国输血协会成立，《中国输血杂志》创刊
1997	首次颁布《中国输血技术操作规程（血站部分）》
1998	我国正式实施《中华人民共和国献血法》
1999	首次颁布《医疗机构临床用血管理办法（试行）》
2000	首次颁布《临床输血技术规范》
2012	正式颁布《血站技术操作规程》

5. 独立医学实验室和体外诊断的发展　自20世纪90年代以来，随着医疗工作和诊断模式改变的需要，独立医学实验室和体外诊断发展迅猛，相关内容见本书第七章第二、三节。

6. 检验学会、质量管理机构及检验其他学术组织

（1）中华医学会检验医学分会（Chinese Society of Laboratory Medicine，CLSM）：1979年在北京成立，是中华医学会的专科分会，下设学术委员会、继续教育与扶贫委员会、组织与外事委员会、秘书处等机构，其中学术委员会分为血液体液专业学组、临床免疫专业学组、临床微生物专业学组、传染病专业学组、生化分析仪与干化学学组、血脂专业学组、心脏标志物学组、肿瘤标志物专业学组、蛋白组学组等。

CLSM工作职责主要有：①开展国内外学术交流。②开展继续医学教育，组织会员和医学检验工作者学习业务，不断更新会员和医学科技工作者医学科技知识，提高医学科学技术业务水平。③参与开展毕业后医学检验教育培训、考核工作等。

（2）国家卫生健康委临床检验中心及省、市临床检验中心

1）国家卫生健康委临床检验中心（National Center for Clinical Laboratory，NCCL）：经卫生部批准于1982年成立，负责全国临床检验质量管理与控制，是国内唯一的全国医疗机构实验室室间质量评价机构。该中心目前在国家卫生健康委员会领导下，负责国家级突发公共卫生事件的应急处置和卫生监督抽检等工作。

NCCL主要工作职责包括：①组织全国临床检验质量管理和控制活动。②临床检验重要质量问题研究和临床检验质量管理体系研究。③临床检验参考系统研究与应用，开展相关科学研究，建立运行重要常规检验项目参考方法，研制标准物质。④协助制定临床检验质量管理和控制相关技术规范和标准。⑤提供相关工作建议和咨询、论证意见。⑥指导省级临床检验质控中心开展相关工作；对全国医疗机构临床检验质量控制情况进行技术指导和检查等。

2）省、市临床检验中心：负责临床检验质量管理工作的部门，如省（自治区、直辖市）临床检验中心、市（自治州）临床检验中心等。各地方临检中心的主要工作职能是承担全省或全市范围内临床检验的质量管理和技术指导、临床检验教学、医学检验科学研究、医学检验卫生技术人员培训、检验方法的推广、采供血机构的血液质量检定、临床检验学术交流的组织和国家下达的其他临床检验质量管理的工作。

（3）中国医院管理学会临床检验管理专业委员会（Chinese Association of Clinical Laboratory Management，CACLM）：CACLM成立于2000年，是中国医院管理学会所属的分支机构，工作任务是开展临床实验室管理理论研究和学术交流，提高全国临床检验工作水平，为临床和患者提供优质服务。其业务范围是：①开展临床实验室管理理论和方法研究。②组织国内外学术活

动与信息交流,推广临床实验室管理的成果和经验。③培训临床实验室管理人员和其他相关人员。④提供相关的咨询服务。⑤兴办杂志和临床检验领域的经济实体等。

（4）国家卫生健康委员会临床检验标准专业委员会（The Ministry of health for Clinical Laboratory Standards Committee）:成立于1996年,隶属于卫生部标准化委员会。其职责是负责组织制定、修订与临床检验有关的国家卫生行业标准。秘书处作为标准会的组织联络机构,现设于国家卫生健康委员会临床检验中心。

（5）中国医师协会检验医师分会:中国医师协会检验医师分会于2003年10月8日在北京正式成立,它标志着我国检验医生队伍的管理向国际化、规范化迈出了重要一步。我国检验医学界的众多医生有了自己的行业组织、自己的家。其主要工作职责有:①紧紧抓住自律、维权,强化检验医生的合法地位。②配合我国卫生行政部门进行专科医生培养和准入制度的实施,进行检验医生行业队伍的管理。③大力促进检验与临床的合作。④推动检验医生的国际交流。⑤加强探索研究,开拓行业产业化的道路。

（6）中国合格评定国家认可委员会（China National Accreditation Service for Conformity Assessment, CNAS）:根据《中华人民共和国认证认可条例》的规定,由国家认证认可监督管理委员会批准成立并确定的认可机构,统一实施对认证机构、实验室和检验机构等相关机构的认可工作。

CNAS组织机构包括全体委员会、执行委员会、认证机构专门委员会、实验室专门委员会、检验机构专门委员会、评定专门委员会、申诉专门委员会、最终用户专门委员会和秘书处。中国合格评定国家认可委员会委员由政府部门、合格评定机构、合格评定服务对象、合格评定使用方和专业机构与技术专家等5个方面组成。

CNAS主要工作职责包括:①按照我国有关法律法规、国际和国家标准、规范等,建立并运行合格评定机构国家认可体系,制定并发布认可工作的规则、准则、指南等规范性文件。②对境内外提出申请的合格评定机构开展能力评价,作出认可决定,并对获得认可的合格评定机构进行认可监督管理。③负责对认可委员会徽标和认可标识的使用进行指导和监督管理。④组织开展与认可相关的人员培训工作,对评审人员进行资格评定和聘用管理。⑤为合格评定机构提供相关技术服务,为社会各界提供获得认可的合格评定机构的公开信息。⑥参加与合格评定及认可相关的国际活动,与有关认可及相关机构和国际合作组织签署双边或多边认可合作协议。⑦处理与认可有关的申诉和投诉工作。⑧承担政府有关部门委托的工作。⑨开展与认可相关的其他活动。

7. 临床实验室规范管理与实验室认可 近十多年来,我国临床实验室向法制化、规范化和国际化方向发展,国内许多临床实验室通过建设和管理达到了国际先进水平,先后获得ISO 15189临床实验室认可,还有一些实验室通过了美国病理学家协会（College of American Pathologists, CAP）等国际认证。

8. 学术期刊、杂志与网站

（1）国内与医学检验相关的专业杂志:1957年医学检验专业期刊《临床检验杂志》创刊,到1960年因故停刊,在以后漫长的18年里,只有上海医学化验所等少数单位编写的内部参考资料（临床检验技术快报）,整个检验学科几乎处于停滞状态。1978年由中华医学会创办,叶应妩担任主编的《中华医学检验杂志》（2000年更名为《中华检验医学杂志》）,给我国医学检验的发展带来了新生力量,这是我国医学检验领域最具权威和影响力最大的专业核心期刊。目前,与医学检验密切相关的杂志见表4-17。

表 4-17　与医学检验相关的专业杂志

时间/年	名称	主办单位
1978	中华检验医学杂志（原中华医学检验杂志）	中华医学会
1980	国际医学检验杂志（原国外医学临床生化与检验学分册）	重庆市卫生信息中心
1983	实验与检验医学（原江西医学检验杂志）	江西省医学会
1983	临床检验杂志	江苏省医学会
1986	检验医学（原上海医学检验杂志）	上海市临床检验中心
1986	现代检验医学杂志（原陕西医学检验杂志）	陕西省临床检验中心和陕西省人民医院
1990	医学检验与临床	山东千佛山医院
1997	中国实验诊断学	吉林大学中日联谊医院、上海交通大学
1999	临床输血与检验	安徽省立医院 安徽省输血协会
2000	医学检验与临床	重庆市卫生信息中心和重庆市临床检验中心
2002	临床和实验医学杂志	首都医科大学附属北京友谊医院
2009	实用检验医师杂志	天津医师协会、天津市天津医院

（2）检验网络媒体：2000 年开始，随着检验医学信息网、检验天空网、检验医学网等网站相继成立，医学检验步入网络时代。社交媒体的普及让医学检验的传播更为便捷，医学检验开始进入自媒体时期，如公众号检验医学网。目前，与医学检验有关的一些网站见表 4-18。

表 4-18　与医学检验相关的网站

地区	网站
国内	国家卫生健康委临床检验中心：www.nccl.org.cn
	中华医院管理学会临床检验管理专业委员：www.caclm.org.cn
	中国输血协会：www.csbt.org.cn
	医学检验信息网：www.clinet.com.cn
	丁香园—临床医学检验讨论版：www.dxy.cn
	生物谷：www.bioon.com
	中国医师协会检验医师分会：www.cmdal.com
国外	美国国家临床化学学会：www.nacb.org
	密歇根大学医学院病理学：www.pathology.med.umich.edu
	ARUP 实验室：www.aruplab.com
	帕尔保罗·阿尔扎里尼医疗基金会：www.pamf.org
	克利夫兰诊所参考实验室：referencelab.clevelandclinic.org
	美国病理学医师学会：www.cap.org
	实验室检验在线：www.labtestsonline.org
	RDL 实验室：www.rdlinc.com
	特殊实验室：www.specialtylabs.com
	Unilab 医疗实验室：www.unilab.com
	探索诊断实验室：www.questdiagnostics.com

三、21世纪医学检验的发展

（一）21世纪医学检验发展的前景

1. 学科地位越来越重要 随着社会经济的发展和精准医学的需要，医学检验在人体健康状况评估、疾病预测与预防、疾病筛查、疾病诊断、鉴别诊断、疗效观察和预后估计等医疗实践活动中将发挥越来越重要的作用。医学检验已经成为循证医学的基础、转化医学的途径和精准医疗的核心，是疾病诊疗的"侦察兵"和"情报系统"。2021年10月18日，国家卫健委组织制定发布了《"十四五"国家临床专科能力建设规划》，这是国家针对部分省份存在的医学检验专科资源短板，并重点支持各省针对性加强包括检验科在内的平台专科建设。

2. 人员素质越来越高 医学检验经过一次次质的飞跃，对医学检验工作者在知识水平上也有了更高要求，今后的人员分工将向细分化方向发展，正确地对各种检验结果作出合理和恰当解释，让临床了解各种检验项目容易出差错的关键环节并加以控制，帮助临床医生根据病情为患者选择合理的检验项目，避免"大撒网"检验，将是未来医学检验临床化发展的必由之路。

3. 前沿技术应用越来越广泛

（1）全实验室自动化流水线（total laboratory automation, TLA）：实验室自动化系统结合实验室信息系统，可实现检验流程的自动化和标准化管理，具有杜绝手工操作引起的差错、降低检验成本、降低检验误差、提高检测效率、缩短检验结果回报时间（turn around time）、降低生物性危害风险等优点，是大型临床实验室未来的发展方向。但TLA可能只解决数值型检验指标的检测问题，并不能解决所有描述型、形态学检验项目，因此它并不适用所有临床医学实验室。

（2）人工智能（artificial intelligence, AI）：在过去的十年里，AI技术蓬勃发展，目前采用的基于AI技术的系统已经可以实现高度自动化和智能化，甚至部分或完全能取代技术人员的工作。在医学上，临床检验和病理诊断对医疗决策的贡献率将越来越高；而随着精准医学和公共卫生体系的快速发展，人们对医学检验的精准和效率也提出了更高的要求。临床实验室能提供大量的结构化、离散且高保真的数据，而这些数据可以很好地满足AI技术的数据分析的需求。AI技术和医学检验融合下的临床决策技术将有望缓解医生负荷重、医学检验资源稀缺且分布不平衡、诊疗质量不一致等行业矛盾。随着医联体、"互联网+"等新型医疗服务模式的推进，AI技术与医学检验将会有更多结合方向及可能性。

（3）分子生物学技术：随着基因组学研究的不断深入和分子生物学技术的不断更新，人们对生物大分子与疾病的关系有了更深层次的认识。临床分子生物学检验技术的进步，使临床医学检验技术由传统的细胞形态学、代谢酶学、免疫血清学水平，扩展至基因分子水平。这一转变不仅推动了检验技术的发展，也促进了临床医学检验模式从疾病中心向健康中心转换，从标本中心转向患者中心，以及从侧重数据记录转向侧重信息临床应用的全面过渡。

4. 独立医学实验室和体外诊断的企业越来越壮大 21世纪以来，医学实验室技术日益进步，实现了从自动化到信息化、智能化，以及绿色环保的转变。自2019年以来，中国独立医学实验室因政策支持和行业开放而快速发展，成为医疗服务行业的核心力量。实施"健康中国2030"战略加强了"早诊断、早治疗、早康复"的理念，特别是在新冠疫情的影响下，公众对高准确性和易用性的体外诊断产品需求急剧增加。作为高科技产业的一部分，体外诊断行业的发展前景集中在高端免疫检测技术的进口替代、分子诊断技术的提升和POCT的便捷化上。

5. 检验结果互认越来越普及 随着检验技术、方法标准化和实验室管理系统的发展，不同医疗机构之间的检验结果互认正在成为现实。这种互认机制可减少患者负担、高效利用医疗资源并简化就医流程，同时促进医疗服务共享。实验室信息系统（laboratory information system,

LIS）的优化和普及是实现检验结果互认的关键基础。

6. 临床实验室管理越来越标准化和规范化 2006年，卫生部颁布了《医疗机构临床实验室管理办法》，规范了临床实验室规范化的设立、运行、发展、组织架构、报告出具等方面。国家卫生健康委员会临床检验中心到各省市的临床检验中心，建立了质量控制网络，开展了室间质量评价。

（二）21世纪医学检验存在的问题与挑战

1. 人才培养带来的问题和挑战

（1）人才培养同质化：近年来，各高校积极开设医学检验技术专业，但在人才培养目标设计上缺乏创新探索，培养目标趋于单一化与同质化趋势，从而所培养的人才结构过于单一。这与我国就业市场对多层次、多能力医学检验人才的迫切需求形成了突出矛盾，不仅制约了学生的就业竞争力，也阻碍了医学检验教育的深入发展。

（2）检验医生培养问题：目前住院医师规范化培训体系中，四年制医学检验本科生面临无法参加住院医师规范化培训以及执业医师资格考试的双重限制。同时，担任检验医学培训基地的医院检验科在招收规培生方面受限，往往仅能吸引少量临床医学专业的毕业生，这一局面不利于检验医生队伍的规模及质量提升。

（3）形态学检验技术队伍的萎缩：由于长期以来忽视"软件"即人员培训和素养提升，在形态学检验领域出现了师资短缺的问题。这导致部分检验人员的细胞形态分析能力下降，进而增加了误诊、漏诊等医疗风险。为此，相关医疗及教育部门须切实加强对形态学检验技术领域的重视，并在医学院校加大形态学检验教学力度及相关人才培养工作。

2. 管理制度不完善带来的问题和挑战

（1）职能分工及行业标准缺乏明确界定：在我国医疗体系中，检验科领域跨学历层次的从业人员的工作职责没有得到明确的划分，无论是专科、本科、研究生学历，还是初、中、高级职称的技术人员，工作内容大致相同，导致不同人员的专业价值未能得到充分体现。

（2）缺乏临床检验技术的准入标准：医疗机构内部临床实验室的设置混乱，没有检验项目和方法的准入制度，导致检验项目重复，实验室的设置、环境、仪器和设备也无法满足检验结果对质量的要求。

（3）监督管理与法规框架不完善：临床实验室在生物安全管理上重视不足，可能对检验人员的安全及对环境的影响造成潜在的危害。此外，实验室室间质量评价及室内质量控制尚未完全普及，分析前及分析后的检验质量保障措施也比较薄弱。

（4）POCT管理存在缺陷：由于采用多个品牌的设备，且分散在广泛的临床环境中，POCT的管理面临着较大的挑战，如检测结果难以保持一致性，操作人员质量控制意识低，且监管难以落实，进一步导致质量控制无保证。

3. 区域发展不平衡带来的问题和挑战

（1）医疗资源配置严重不均问题：鉴于我国幅员辽阔、经济发展不均衡，医疗资源配置严重不均，这个情况不仅体现在地域差异上，还体现在医疗设备配备、医疗项目的可获得性、专业人员的分布等方面，乃至于资源的极不均匀分布。

（2）临床检验数据的溯源性与不同实验室之间结果互认问题：国内医疗检验领域受到地区发展不均的影响，一直面临着准确性量值溯源性问题，即便使用相同品牌和型号的试剂，也可能得到差异化的结果。这导致了不同实验室之间难以互认检验结果。当前国际上注重准确性量值的溯源，并向着为试剂和检验结果设定统一标准的方向发展，这是医疗检验领域面临的重要趋势和挑战。

4. 科技创新带来的问题和挑战 随着互联网技术的不断革新以及物联网、大数据、人工智能时代的到来,借助尖端信息技术赋能医疗创新已是大势所趋。我国体外诊断市场发展迅速,但大部分被外资企业所占据。提升国产化自主研发能力,创新研发国产化产品,解决当下供需不匹配的困难,进一步利用自身创新技术推动国产化产品走向全球,让中国的医学检验产业更具全球竞争力是我们努力的方向。

（刘　湘　龚道元　颜慧敏）

思　考　题

1. 叙述显微镜的发明和改进过程及对医学检验发展的推动作用。
2. 叙述 20 世纪至今国外医学检验发展历程中的主要新学科类型。
3. 简述 20 世纪至今中国医学检验发展历程。
4. 简述未来医学检验的发展前景。
5. 简述未来我国医学检验发展所面临的问题有哪些?

第五章
医学检验教育

第一节 国内医学检验教育体系

一、大陆（内地）医学检验教育

经过多年的建设与发展,我国目前已建立中职中专、高职高专、本科、研究生(硕士、博士)及博士后的医学检验教育体系。

1. 中等医学检验教育 最早的医学检验教育始于 1949 年以前,当时的齐鲁大学医学院(现山东大学齐鲁医学院)开设了检验医士专业(学制 2 年)。新中国成立后,医学检验技术专业得到快速发展,各院校陆续开办了医学检验中专班,培养初级和中级医学检验人才,但规模较小。

2. 高等医学检验教育 1949 年以前,我国只有少部分院校开设医学检验技术专业,如华西协和大学医学院(1927 年)、湘雅医学院等。1950—1952 年,我国效仿前苏联本科阶段按专业培养人才的模式,取消了医学检验技术专业。1963 年,高教部整顿高等学校专业设置,把医学类专业变为 10 种,医学检验为第 10 种。20 世纪 70 年代,部分院校开展了专科层次的医学检验教育,开始尝试培养医学检验高级人才。

20 世纪 80 年代初期,医学检验本科教育开始进入我国医学教育体系。1982 年教育委员会(现教育部)批准吉林医学院(现北华大学医学部)试办医学检验本科专业,学制为 5 年。1983 年教育委员会正式发文批准重庆医科大学、上海第二医科大学(现上海交通大学医学院)、镇江医学院(现江苏大学医学院)、吉林医学院(现北华大学医学部)、天津第二医学院(现天津医科大学)、蚌埠医学院(现蚌埠医科大学)共 6 所本科院校设置医学检验本科专业(学制为 5 年)。至此,全国部分院校陆续设置医学检验技术专业,大部分为 5 年制,还有部分院校为 4 年制(后陆续改为 5 年制);无论是 4 年制还是 5 年制医学检验技术专业,均授予医学学士学位。20 世纪 90 年代末,教育部规定新办医学检验本科专业改为 4 年制,并保留原有的 5 年制医学检验技术专业。2012 年教育部颁布了《普通高等学校本科专业目录(2012 年)》,将医学检验技术专业改为 4 年制的医学检验技术专业,隶属医学技术类一级学科。2013 年起,5 年制医学检验技术专业停办,全部为 4 年制医学检验技术专业,而第三军医大学(现陆军军医大学)则是从 2017 年开始改为 4 年制。截至目前,全国已有 160 多所院校开办医学检验技术本科专业,180 多所高职高专院校开办医学检验技术专科专业。

医学检验技术专业培养层次、学制、招收对象和授予学位等一览表见表 5-1。

3. 研究生教育 我国医学检验技术专业硕士研究生教育始于 20 世纪 80 年代,博士研究生教育始于 20 世纪 90 年代,专业名称为临床检验诊断学,是临床医学一级学科目录下的二级学科,目前可招收学术型和专业型研究生。2011 年教育部新一轮专业目录中将医学技术与临床

表 5-1 医学检验技术专业培养层次、学制和授予学位等一览表

培养层次	专业代码	学制	招收对象	授予学位
本科	101001	4年	高中毕业生	理学学士
专升本	101001	2年	高职高专毕业生	理学学士
高职高专	520501	3年	高中毕业生	—
中职中专	720501	3年	初中毕业生	—

医学、口腔医学等并列，下设医学检验技术、医学影像技术、眼视光技术、康复治疗学、卫生检验与检疫、口腔医学技术等二级学科。2018 年，北京大学、北京协和医学院、天津医科大学、中山大学、四川大学五所高校成为全国首批获得"医学技术"一级学科博士学位授权点的高校，另外还有重庆医科大学等 23 所高校首批获得"医学技术"一级学科硕士学位授权点，可招收医学检验技术研究生。迄今已有 8 所院校获批"医学技术"一级学科博士学位授权点，近 50 所院校获批"医学技术"一级学科硕士学位授权点。2022 年，教育部印发了《研究生教育学科专业（2022年）》，医学技术调整为专业学位类别。

截至目前，全国已有近百所院校招收临床检验诊断学、医学检验技术硕士研究生和博士研究生。医学检验技术专业研究生培养层次、学制、学位类型、招收对象和授予学位一览表见表 5-2。

表 5-2 医学检验技术专业研究生培养层次、学制、学位类型、招收对象和授予学位一览表

一级学科	培养层次	专业代码	基本学制	学位类型	招收对象	授予学位
临床医学	硕士	100208	3年	学术型	临床医学、医学检验技术专业等学士学位获得者或同等学力	医学硕士
		105120	3年	专业型	临床医学学士学位获得者或同等学力	临床医学硕士或理学硕士
	博士	100208	3年	学术型	临床医学、医学检验技术专业等硕士学位获得者	医学博士
		105120	3年	专业型	临床医学专业硕士学位获得者（在职硕士必须取得执业医师资格证和规范化培训证）	临床医学博士或理学博士
医学技术	硕士	1058	3年	专业型	临床医学、医学检验技术专业学士学位获得者或同等学力	医学硕士
	博士	1058	3年	专业型	临床医学、医学检验技术等专业硕士学位获得者	医学博士

2022 年，教育部正式批准北京大学、四川大学、中国医科大学、重庆医科大学、温州医科大学开展检验医生培养改革试点工作，设立检验医生培养试验班，采用"临床医学本科 + 临床检验诊断学专业硕士"培养方式。本科阶段为 5 年制临床医学专业，优秀毕业生获得学校推免资格后，进入临床检验诊断学硕士专业学位培养阶段。本科和硕士两个阶段课程体系有机融通，建立"临床医学 + 检验医学"核心知识体系，实行临床检验诊断学专业硕士和检验医学住院医师规范化培训并轨教育，以培养高层次复合型检验医学人才。

二、港台地区医学检验教育

（一）香港特别行政区医学检验教育

香港特别行政区医学检验教育起步较早，在 1978 年，香港理工大学（the Hongkong Polytechnic University）创办了医疗化验科学（medical laboratory science）教育，是香港唯一开办医疗化验科学（医学检验学）的大学。目前香港理工大学的医疗化验科学教育开设于医疗及社会科学院（the Faculty of Health and Social Sciences）的医疗科技及资讯学系（department of health technology and informatics, HTI），有学士（undergraduate）和硕士（postgraduate）2 个层次，所授学位为医疗化验科学（荣誉）理学学士学位或医疗化验科学理学硕士学位。

医疗化验科学（荣誉）理学学士学位课程主要是培养学生作为一名医务化验师必备的知识和技能，它是香港唯一由大学资助委员会资助的全日制医疗化验科学理学学士学位课程。其毕业生具备香港医务化验师管理委员会（Medical Laboratory Technologists Board）的注册资格，并可加入英国医事生化科学学会，成为持有从业执照会员（Licentiate Membership of the Institute of Biomedical Science, IBMS），这是国际认可的专业资格；同时也可获得美国临床病理学协会（American Society for Clinical Pathology, ASCP）的认可，毕业生如果通过其国际化验员资格考试，则可成为该学会认可的国际化验会员。香港特别行政区医疗化验科学教育培养层次、学制和授予学位等一览表见表 5-3。

表 5-3　香港特别行政区医疗化验科学教育培养层次、学制和授予学位等一览表

培养层次	学制	招收对象	授予学位
本科	4 年	高中毕业生	理学学士
研究生	1 年（全日制），2.5 年（非全日制）	生物科学、医疗化验科学以及与医学相关专业学士学位获得者	理学硕士

（二）台湾地区医学检验教育

台湾地区的医学检验本科教育主要由部分大学及科技大学的医学检验（暨）生物技术学系（所）承担，满足学位授予条件的学生可获理学学士学位。学生毕业后可参加医事检验师考试，考试通过后向主管单位申请执业登记，方可从事医事检验师工作。

1956 年，台湾地区在台湾大学（National Taiwan University）创办了医事技术学系（医学检验学系），开始了正规的医学检验技术专业教育，取代了由临床医生自行训练检验技术助理人员的学徒式教育方式。目前，台湾地区也已形成了比较完整的医学检验技术人才培养教育体系。另外，高雄医学大学还开办了 1～2 年制的学士后医学检验数据整合判读学士学位学程，毕业时授予理学学士，并加注"学士后医学检验数据整合判读学士学位学程"，但不具有医事人员专业执照考试资格。

台湾地区医学检验技术专业培养层次、学制、招收对象和授予学位一览表见表 5-4。

表 5-4　台湾地区医学检验技术专业培养层次、学制、招收对象和授予学位一览表

培养层次	学制	招收对象	授予学位
专科	5 年	初中毕业生	—
本科	4 年	高中毕业生或高级职业学校毕业生	理学学士
	2 年	专科毕业生	理学学士

续表

培养层次	学制	招收对象	授予学位
学士学位学程	1～2 年	具有检验师、护理师、药师、营养师、呼吸治疗师等资格的毕业生,生物技术、生物学、生命科学等专业毕业生	理学学士
研究生	1～4 年	医学检验生物技术、生命科学或自然科学相关专业毕业生(学士学位获得者或同等学力)	理学硕士
	2～7 年	医事技术学、医学检验生物技术、生命科学、理工类相关专业硕士学位获得者	理学博士

（王元松　徐建萍　李　锐　龚道元）

第二节　医学检验技术专业培养目标与课程结构

一、医学检验技术专业培养目标

人才培养目标是根据国家教育目的和社会经济发展的需要,各级各类教育对受教育者在发展方向、培养规格等方面进行的规定。它不仅引领着学校的教育教学活动,也反映了学校的办学理念。而各学校的人才培养目标即在培养学生的类型和规格方面的目标,反映了在人才培养过程结束后,所培养的人才能够从事的职业岗位类型与层次。

（一）医学检验技术专业本科人才培养目标

本阶段旨在培养品德高尚、基础扎实、技能熟练、素质全面的德、智、体、美、劳全面发展的应用型医学检验专门人才;要求其掌握医学检验技术基本知识、基本理论和基本技能,以及与之关联的基础医学、临床医学的相关知识;掌握先进医学检验技术,并具备初步的医学检验技术专业能力;也要求其具有终身学习能力、批判性思维能力、创新能力和一定科研发展潜能;不仅能够胜任医疗卫生机构及与医学检验相关机构的临床医学检验、卫生检验以及其他医学实验室的工作,还能适应我国医药卫生事业和社会现代化发展需要。通过四年的学习,本专业毕业生应达到以下目标。

1. 思想道德与职业素质目标

（1）遵纪守法,树立科学的世界观、人生观、价值观和社会主义荣辱观,热爱祖国,忠于人民,愿为祖国医学检验事业的发展和人类身心健康而奋斗。

（2）树立终身学习观念,认识到持续自我完善的重要性,不断追求卓越。

（3）在职业活动中重视医疗的伦理问题,尊重受检者的隐私和人格。

（4）尊重受检者个人信仰,理解他人的人文背景及文化价值。

（5）实事求是,对于自己不能胜任和处理的技术等问题,应主动寻求其他技术人员和医生的帮助。

（6）尊重同事,有集体主义精神和团队合作观念,履行维护医德的义务。

（7）树立依法执业的法律观念,学会用法律保护受检者和自身的权益。

（8）具有科学态度和创新精神。

2. 知识目标

（1）掌握本专业相关的数学、物理学、化学、生命科学、行为科学和社会科学等基础知识和科学方法,并能用于指导未来的学习和工作实践。

（2）熟悉各种常见病、重大疾病的实验室检验项目和检测方法与结果的临床应用。

（3）了解生命各阶段的人体正常结构和功能、正常的生理状态。

3. 技能目标

（1）掌握临床生物化学检验、临床基础检验、临床免疫学检验、临床微生物学检验、临床血液学检验、临床输血学技术和临床分子生物学检验等的基本理论和技术。

（2）掌握文献检索、相关专业信息获取的基本方法，具有一定的科学研究能力。

（3）熟悉国家卫生工作及临床实验室管理相关的方针、政策和法规。

（4）熟悉常用医学检验仪器的基本结构和性能。

（5）了解医学检验技术发展动态。

（6）具有医学英语、数理统计及计算机应用的基本能力。

（7）具有与受检者及其家属进行有效交流的能力。

（8）具有与医生、护士及其他医疗卫生从业人员交流的能力。

（9）具有自主和终身学习的能力。

（二）医学检验技术专业高职高专人才培养目标

本阶段培养理想信念坚定，德、智、体、美、劳全面发展的，具有一定的科学文化水平，良好的人文素养、职业道德和创新意识，精益求精的工匠精神，拥有较强的就业能力和可持续发展的能力，掌握本专业知识和技术技能，能够从事临床医学检验、输（采供）血、病理技术等工作的高素质技术技能人才。通过三年的学习，毕业生应具备以下主要的职业道德素质、知识和能力。

1. 职业道德素质

（1）坚定拥护中国共产党领导的社会主义，在习近平新时代中国特色社会主义思想指引下，践行社会主义核心价值观，具有深厚的爱国情感和中华民族自豪感。

（2）崇尚宪法、遵法守纪、崇德向善、诚实守信、尊重生命、热爱劳动，履行道德准则和行为规范，具有社会责任感和社会参与意识。

（3）勇于奋斗、乐观向上，具有自我管理能力、职业生涯规划的意识，有较强的集体意识和团队合作精神。

（4）具有健康的体魄、心理和健全的人格，掌握基本运动知识和1~2项运动技能，养成良好的健身与卫生习惯，以及良好的行为习惯。

2. 职业知识

（1）掌握必备的思想政治理论、科学文化基础知识和中华优秀传统文化知识。

（2）熟悉与本专业相关的法律法规以及环境保护、安全消防等知识。

（3）掌握医学检验基础理论和基本知识，有一定的临床医学知识。

（4）掌握临床检测标本的采集、分离和保存的原则及方法，常用检测项目的技术规程、原理及临床意义。

（5）掌握实验室质量控制、结果分析与判断的基本要求。

（6）掌握实验室生物安全规范，掌握日常检验医疗废物的处理和消毒知识。

（7）熟悉医学检验实验室常用的仪器设备工作原理。

3. 职业能力

（1）具有探究学习、终身学习、分析问题和解决问题的能力。

（2）具有良好的语言、文字表达能力和沟通能力。

（3）能够规范地进行常用生物化学项目检测，具有一定的实验室质量控制及管理能力。

（4）能够独立开展临床常见标本病原体的分离培养、鉴定和药敏试验，具有实验室生物安全防范能力。

（5）能够独立操作常用的免疫学项目检测；具有凝血功能项目的检测能力，能进行骨髓常规检查和常见典型血液病骨髓象诊断。

（6）能够正确使用和维护常用仪器设备。

（7）具有一定的信息技术应用和维护能力。

二、医学检验技术专业课程结构

医学检验技术专业是一个理论与实践紧密结合的学科，旨在培养具有扎实的医学检验基础和专业知识，能够在临床检验、公共卫生等领域从事医学检验工作的高技能人才。医学检验技术专业课程结构可分为下列3种，即层次、形式和目标（表5-5）。

表 5-5　医学检验技术专业课程 3 种结构

课程结构	课程分类	具体内容
按层次分类	公共基础课程	高等学校所有专业的学生必修的课程，一般包括马克思主义理论、思想政治教育、数学、计算机、外语、国防教育、劳动教育和体育训练等课程
	医学基础与专业基础课程	医学基础课程包括人体解剖学、组织与胚胎学、生物化学、生理学、病理学、病理生理学、药理学、医学微生物学、人体寄生虫学、医学免疫学、细胞生物学、医学遗传学等课程；专业基础课程包括医学检验导论、无机化学、有机化学、分析化学、医学检验基本技术与设备、医学统计学、生物医学信息学等课程
	专业课程	多为医学检验技术专业的主干课程，如临床寄生虫学检验、临床基础检验、临床免疫学检验、临床微生物学检验、临床生物化学检验、临床血液学检验、临床分子生物学检验、临床检验仪器、临床实验室管理学等课程
按形式分类	必修课	每个学生都必须通过上课来取得学分的课程，为了达到培养目标，学校必须设定一定数量的必修课程
	选修课	指允许学生通过有选择性地选择课程上课来取得对应学分的课程，学生在完成必修课程的前提下，可在一定范围内选修若干直接或间接与专业培养目标有关的课程
按目标分类	理论课程	在课程设计上理论课程一般系统性较强，指专业课程计划中以传授学生理论知识为主要目标的课程
	实验课程	实践教学一般包括实验课程、见习、社会实践和毕业实习等模块，其目的是理论联系和结合实际，是培养学生实践创新能力、科研思维的重要平台和关键环节

（一）公共基础课程

1. 思想道德与法治　通过本课程学习，学生可以树立正确的世界观、人生观、价值观、道德观、法制观，正确处理个人、集体、国家之间的利益关系，树立崇高远大的理想，成为社会主义事业建设者和接班人。

2. 中国近现代史纲要　通过本课程的学习，学生可以较好地掌握中国近现代史的基础知识，把握中国近现代史的基本线索及发展规律，了解国史、国情，使学生树立正确的历史观，培养其正确分析历史事件、评论历史人物的能力。

3. 马克思主义基本原理　通过本课程的学习，学生可掌握和了解马克思主义哲学、马克思主义政治经济学以及科学社会主义的基本理论，树立马克思主义的人生观和价值观；学会用马克思主义的世界观和方法论观察和分析问题，培养和提高学生运用马克思主义理论分析和解决实际问题的能力；为学生确立建设有中国特色社会主义的理想信念。

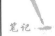

4. 毛泽东思想概论 通过本课程的学习,学生可深刻理解近代中国社会以及中国革命和建设的发展规律,增强坚持中国共产党的领导和走中国特色社会主义道路的信念,系统掌握马克思列宁主义和中国具体实际相结合第一次历史性飞跃的理论成果及基本经验,正确认识毛泽东和毛泽东思想的历史地位,学习和继承毛泽东的科学思想、革命精神和伟大品格,提高自身的思想理论素质。

5. 邓小平理论和"三个代表"重要思想概论 通过本课程的学习,学生可掌握邓小平理论和"三个代表"重要思想的科学体系和重要思想的精神实质;学会用邓小平理论和"三个代表"重要思想的基本立场、观点和方法分析问题、解决问题,牢固树立建设中国特色社会主义的坚定信念。

6. 形势与政策 通过本课程的学习,使学生全面正确地认识党和国家面临的形势与任务,掌握有关形势与政策的基本概念和正确分析形势的方法,理解政策的途径及我国的基本国情、党和政府的基本治国方略,形成正确的政治观;学会用正确的立场、观点和方法观察分析形势,理解和执行政策。了解国际形势的新特点、世界重大事件及我国的对外政策。

7. 大学英语 通过本课程的学习,学生可促进听、说、读、写、译能力的全面发展,在今后的工作和社会交往中能用英语有效地进行书面和口头的信息交流,增强学生自主学习能力,提高综合文化素养,以适应社会发展和国际交流的需要,为学习医学检验技术专业英语奠定基础。

8. 计算机基础 通过本课程的学习,学生可掌握计算机的基本技能,提高办公自动化能力,为学习和使用医学检验仪器奠定基础。

(二)医学基础与专业基础课程

1. 医学基础形态学课程

(1)人体解剖学:通过该课程的学习,学生可建立起人体组成的整体概念,掌握人体的组成,各器官的位置、形态、毗邻关系,大体形态结构与功能的关系。正常的人体解剖结构、组织及其发育过程,对检验人员来说是判断各类病变的前提。只有清楚正常的形态结构,才能正确理解病理变化。

(2)组织学与胚胎学:通过该课程的学习,学生可掌握人体组织和器官的微细结构,理解结构与功能的关系;了解胚胎的发生过程及其规律。胚胎学相关知识对于遗传病、先天性疾病的检测和诊断也是必要的。医学检验工作中需要对某些特定疾病的遗传背景有足够的了解。

(3)医学细胞生物学:通过该课程的学习,学生可掌握细胞生物学的基本理论与技能,明确疾病的发生、发展和转归的机制。医学检验技术工作在很大程度上涉及细胞和组织学的检测,如病理切片的制作与诊断,了解不同组织的微观结构对于正确进行诊断检查至关重要。

(4)病理学:通过该课程的学习,学生可熟悉和掌握主要疾病的病理学知识,认识疾病的本质,了解其发生发展规律,阐述病理与临床的联系。这对于医学检验人员在实验室工作中解释检验结果、提供临床意见建议至关重要。

2. 基础医学功能学课程

(1)生理学:通过该课程的学习,学生可掌握并阐述正常人体细胞、组织、器官等所表现的各种生命现象及其生理功能、活动规律,理解产生机制以及机体内、外环境变化对这些活动的影响。掌握正常的生理功能是诊断疾病的基础,同时对于理解临床检验结果的正常与异常范围具有重要意义。

(2)生物化学:通过该课程的学习,学生可掌握生物化学的基本理论,从分子水平上理解疾病的病因、病理、诊断方法、防治措施,为临床生化检验提供理论基础。

(3)病理生理学:通过该课程的学习,使学生掌握患病机体的功能变化和代谢紊乱机制,掌握常见病理过程和疾病的病理生理知识,有助于他们将来更好地解读检验结果与疾病状态的关联。

（4）医学分子生物学:通过该课程的学习,学生可掌握分子生物学的基本理论、基础知识和基本技术,重点是遗传信息的传递、调控和表达。在临床医学检验中,分子生物学技术被广泛应用于遗传性疾病的诊断、传染病的病原学检测等多个领域。

（5）医学免疫学:通过该课程基本知识和基本技术的学习,学生可掌握免疫系统(免疫器官、免疫细胞、免疫分子)的结构、功能,特别是免疫应答及调节规律,有利于日后在实际工作中进行免疫学检验(如抗体、抗原的检测)、判断免疫状态和诊断免疫相关疾病。

（6）药理学:通过该课程的学习,学生可熟悉药物的作用、作用机制、体内代谢过程、临床应用及不良反应,为进一步学习临床微生物学检验及药物对检验结果的干扰分析奠定基础。

（7）医学遗传学:通过该课程的学习,学生可熟悉遗传学的基础知识和基本技术,了解遗传信息的传递、遗传病的发病机制以及相关的诊断技术,进而参与遗传病的筛查、诊断、遗传咨询等环节。

3. 基础医学病原生物学课程

（1）医学微生物学:通过该课程的学习,学生可掌握医学微生物学的基本理论、基础知识及基本技术,培养学生独立思考、分析问题和解决问题的能力,为实验室诊断感染性疾病提供理论基础。

（2）人体寄生虫学:通过该课程的学习,学生可了解和识别各种寄生虫及其生命周期,为寄生虫病的诊断和防治提供了必要的理论知识和实践技能。

4. 专业基础课程

（1）无机化学:通过该课程的学习,学生可掌握有关无机化学的基本理论和基本技能,了解目前与无机化学相关的新领域,开阔学生的眼界,对于后续课程学习以及实验室中无机元素分析和检测至关重要。

（2）有机化学:通过该课程的学习,学生可掌握有机化学的基本理论、有机化合物分子结构与其物理性质及化学性质之间的相互关系、有机化合物的合成及相互之间的转化、反应机制、立体化学、测定有机化合物分子结构的方法。这些都是理解生物大分子结构和功能,以及进行有机物质检测与分析的重要基础。

（3）分析化学:通过该课程的学习,学生可掌握化学分析和仪器分析的基本理论和基本操作技术,熟悉定性和定量分析方法,了解各类分析方法所使用的仪器;培养耐心细致的科学作风和较强的实验操作能力,为将来从事专业工作打下良好的理论基础和扎实的实验技术基础。

（4）医学检验基本技术与设备:通过该课程的学习,学生可掌握部分医学检验共性的技术原理及应用知识,熟悉基本的仪器设备的原理、基本结构、性能指标及注意事项等。

（5）医学统计学:通过该课程的学习,学生可了解统计学基本理论、常用医学统计分析方法,熟悉医学科研设计的主要原则,掌握医学研究的统计设计、资料收集、整理和分析的基本方法,进而利用统计手段来有效地解释实验数据,并评估实验结果的可靠性和临床意义。

（6）临床医学主要课程:通过该课程的学习,学生可对诊断学、内科学、外科学、妇产科学、儿科学、传染病学等相关临床常见病、多发病的体格检查、常见症状、实验室诊断有一概要性认识,熟悉临床实验室检查在疾病诊断中的重要性,建立医学检验与临床医学的联系,为今后适应临床检验工作奠定基础。

（三）专业课程

1. 临床寄生虫学检验 通过该课程的学习,学生可掌握病原寄生虫与人体之间相互作用及寄生虫病的发生、发展和转归规律以及实验室诊断，以对寄生虫感染进行病原学诊断或提供辅助诊断依据。

2. 临床基础检验 通过该课程的学习，学生可掌握相关的基础理论、实验操作及形态学识别等基本技能，这些基础检验对于疾病的筛查、诊断和疗效评估至关重要。

3. 临床输血学检验 通过该课程的学习，学生可掌握临床输血学检验的基础理论、基本技术，理解血型系统、血液兼容性测试等知识，并能够处理输血过程中可能出现的问题，保证输血的安全性和有效性。

4. 临床血液学检验 通过该课程的学习，学生可以血液学和临床血液学的理论为基础，以临床血液病为研究对象，利用血细胞检验技术及其他检验方法、技术和手段对血液系统疾病和非血液系统疾病所致的血液学异常进行基础理论研究和检查分析，从而阐明原发和继发血液病的发病机制，为血液系统疾病和非血液系统疾病的诊断、疗效观察和预后判断等提供科学依据。

5. 临床微生物学检验 通过该课程的学习，学生可掌握微生物学检验技术以便检测和鉴定引起感染的微生物，有利于研究与医学及疾病有关的病原微生物的生物学特性、致病性、免疫性与宿主相互作用，以及快速、准确进行实验室诊断的策略和方法。

6. 临床免疫学检验 通过该课程的学习，学生可掌握临床免疫学的基础理论知识，理解相关技术的基本检测原理、实验操作、质量控制以及临床指导意义，有助于检测免疫相关疾病并为患者提供精确的免疫诊断和治疗监测。

7. 临床生物化学检验 通过该课程的学习，学生可了解并评估人体代谢状态和器官功能，为多种疾病的诊断和管理提供了化学层面的信息。

8. 临床分子生物学检验 通过该课程的学习，学生可通过分子生物学技术如基因扩增、基因组测序、芯片技术等对感染性疾病、遗传性疾病、肿瘤疾病等进行早期、快速诊断和风险分析，为实现精准医学奠定了基础。

9. 临床检验仪器 通过该课程的学习，学生可熟悉临床常用的医学检验自动分析检测仪器，主要包括各种仪器类型、分析原理、基本结构、检测参数、操作程序、质量控制以及保养和维护等，这是保质保量完成日常实验室工作的基础。

10. 临床实验室管理学 通过该课程的学习，学生可掌握临床实验室管理的基本知识。有效的实验室管理对于确保实验室质量控制、提升工作效率和满足临床需求至为关键，是医学检验工作顺利进行的保障。

在医学检验技术专业教学中，理论教学与实践教学贯穿教学的全过程。医学检验技术专业是实践性较强的专业，因此在医学检验技术专业课程设置中既要合理设置实验课的比例，又要保证实验课教学的质量。而正确处理理论课程与实验课程的关系，也是优化合理的医学检验技术专业课程体系的重要环节。

（刘　艳　李　琪　王胜娥　闫海润　龚道元）

思　考　题

1. 医学检验技术专业的一级学科是什么，该一级学科有哪些本科专业？
2. 医学检验技术专业的本科和高职高专人才培养目标主要包括哪些内容？
3. 医学检验技术专业有哪些课程类型？各课程类型有何特点？
4. 医学检验技术专业有哪些主要的专业基础课程？

第六章
医学检验技术专业的学习指导

第一节　大学学习的特点与适应

一、大学学习特点

高等教育的性质决定了大学学习具有更加鲜明的特点,而掌握大学学习的特点对学生来说,能更好地制订学习策略和采取正确、有效的学习方法。

1. 学习的全面性　我国高等教育的基本任务是培养德、智、体、美、劳全面发展的,知识、能力、素质协调发展的社会主义建设者和接班人。因此,无论是医学检验技术专业的大学生,还是其他专业的大学生,大学学习的内容要求他们在学习和掌握与专业相关的基础理论、基本知识和基本技能的基础上,还需通过学习自然科学、社会科学和信息科学等知识来拓展自己的知识面,应用所学知识来分析和解决与专业相关联的各种问题等。

2. 学习的专业性　高等教育的最终任务是培养各类高级专门人才。因此,大学学习的主要策略应该紧紧围绕专业及与专业相关联的知识、技能、素质的要求组织学习内容,有重点地投入学习精力,不能主次颠倒和盲目学习。

3. 学习的自主性　高等教育的性质和规律,以及大学灵活的管理制度决定了大学学习更需要的是自主和自觉。大学生离开了父母,大学教师也不会过多监督大学生的具体学习,只是在某些方面给予指导。所以,在学习时间的安排、学习内容的选择和学习策略的制订等方面全靠大学生自己决定。

4. 学习的实践性　大学学习具有明显的实践性,表现在实践性教学环节占有较大比重;学习理论知识是为实践服务,知识必须转化为能力,并内化成素质;而实践的目的是巩固和加深理解理论知识,并从实践中学习知识、掌握技能和培养素质;实践能力是大学生学习效果评价最核心的指标。

5. 学习的探究性　随着知识经济逐渐显露端倪,现代社会要求大学生必须学会探究和创新。大学生在人才、知识和信息密集的高等学校学习,由于受到教师的影响,他们探求真理、追求创新的意识特别强烈。另一方面,在高等教育教学过程中,特别强调教师需带有目的地启发和激励大学生积极思考,有意识地培育和训练他们的创新意识、创新思维和创新能力。

二、对大学学习的适应

刚进入大学学习,由于每个人的经历不同,对大学学习产生的适应状态也不同,适应的时间长短也各有不同,但尽快地适应大学学习对每个大学生的学习生涯都有很大的帮助。

（一）学习不适应的表现

1. 缺乏自主性　对大学的自主学习方式不适应。

2. 缺乏专业性　对所学专业不感兴趣或者兴趣过于广泛，基础知识不扎实。

3. 缺乏学习动机　缺乏学习动机，没有内在的驱动力量，无求知欲望，甚至厌倦学习。

4. 缺乏正确学习方法　学习缺乏系统性，学习效率低下；不善于利用时间，对时间的安排缺乏计划性，学习效果较差。

（二）学习适应方法

1. 主动转型，正确定位　进入大学后，首先要认清形势，正确定位，调整状态，做好战胜多种困难的准备，尽早使自己适应大学学习生活。

2. 树立正确的学习观，掌握有效的学习方法　通过不同途径了解专业相关知识及发展前景；培养专业兴趣，提高学习的驱动力，树立正确的学习观；并结合自己的专业特点，提高自主学习能力，根据自己的实际情况形成一套行之有效的学习方法。

3. 合理安排时间，提高时间利用率　学会有效地利用时间，增强时间观念，加强对时间的控制，才能更快地适应大学的学习生活。

4. 培养良好的心理素质和自控能力　心理素质状况与学习状况是相互联系、相互制约的。因此注重培养良好的心理素质，不仅可以使大学生较快适应新的环境和新的学习，还有助于将来取得事业成就，逐步适应完成从"他律"向"自律"的过渡。

（郑佳佳　孙林英）

第二节　医学检验技术专业教学环节

一、理论教学环节

1. 教学目的　掌握、熟悉和了解公共基础课、基础医学、医学检验技术专业基础及医学检验技术专业课程的理论和技能，培养学生具有良好的人生观、价值观，具备终身学习能力、批判性思维能力、创新能力和一定科研发展潜能，培养学生综合素质。

2. 教学场所　理论教学一般在大学教室进行，少部分课程需在医学院校附属教学医院进行，根据具体情况而调整。

3. 教学内容　对"掌握"的内容，教师应讲深、讲透，学生应深入领会其基本知识或基本理论，以便运用于临床实践；对"熟悉"的内容，教师应重点讲解，学生应在全面理解其内容的基础上抓住重点；对"了解"的内容，教师可做概括性讲解，使学生有一般的认识。

4. 教学方法和手段　理论教学往往采取"一对多"和"面对面"的形式，一般以大（小）班授课模式进行。理论教学方法形式有多种，有讲授式教学法（lecture-based learning，LBL）、问题式教学法（problem-based learning，PBL）、案例式教学法（case-based learning，CBL）及翻转课堂教学法（flipped classroom or inverted classroom）等。从目前大学课堂教学方法运用状况来看，讲授式教学法仍然是教师运用的主要教学方式，也是医学检验技术专业教学的主要方式。

5. 教学考核　成绩评定方法主要由过程性考核和终结性考核等方式结合。

二、实验教学环节

1. 教学目的　实验教学是教学环节中的一个重要组成部分，是理论联系实际的桥梁，也是培养学生实践动手能力和创新能力的重要手段。通过实验教学,可以促进学生运用所学知识观察问题、分析问题和解决问题。

2. 教学场所 实验教学场所主要是学校的专业实验室,以小班模式进行教学,有些学校实验项目在附属医院检验科进行。

3. 教学内容 实验教学内容主要围绕教学大纲开设的课程进行,以验证和巩固课堂理论知识的验证性实验为主。各学校还根据各自的条件开设综合性实验和设计性实验。

4. 教学方法和手段 分小组教学,采用讲解 - 示教 - 操作 -(仿真)训练等多种方法。

5. 教学考核 成绩评定方法主要由实验报告和实验考核(过程性评价与终结性评价)等方式相结合。

三、见 习 环 节

1. 见习目的 了解医学检验在整个诊疗过程中的地位和作用;了解实验室构成、日常工作流程、检验项目开展情况等;了解医学检验的行业动态,明确本专业的课程设置目的和学习目标,将学习内容和岗位需求有机联系起来。

2. 教学场所 场所可以是医院检验科、第三方实验室或者体外诊断企业。

3. 教学内容 了解检验科工作的内容和性质,巩固自己的理论和实践知识,了解科研前沿动态、科研实验室的运行情况以及科研人员的工作状态,为今后从事科学研究、创新创业奠定基础。

4. 教学方法和手段 采用病例介绍、视频演示、观摩、讨论、辅导及讲座、第二课堂等多种教学形式,并使用多媒体作为教学手段来辅助教学。

5. 教学考核 可以采用见习考核、见习报告等多种方式进行考核。

四、毕业实习与毕业论文环节

(一)毕业实习

1. 毕业实习目的 毕业实习是医学检验技术专业学习的重要环节。通过毕业实习,学生应了解、熟悉和掌握医院检验科或第三方实验室的检验流程、检验标本、检验项目、检验仪器、质量保证、结果审核、结果报告及标本保存与处理等,把所学的知识运用于实际操作中,进一步熟悉和熟练掌握本专业知识和技能,提升专业素质,为将来工作打下基础。如到体外诊断企业实习,学生可了解体外诊断企业各部门组成、性质、工作内容和流程,为将来到体外诊断企业工作打下基础。

2. 毕业实习时间 一般在大学第四学年进行,不进行毕业论文撰写的院校必须安排不少于48 周的实习;进行毕业论文的院校必须安排不少于24 周的实习。

3. 毕业实习场所 有教学资质的医院检验科、第三方实验室;有条件的院校可以选择在体外诊断企业实习2～4 个月。

4. 毕业实习内容 按各院校毕业实习大纲要求进行,实习科室主要包括医院检验科或第三方实验室各科室。医院检验科实习岗位包括临床体液学检验室、临床血液学检验室、临床生化检验室、临床免疫学检验室、临床微生物学检验室、临床分子生物学检验室、输血科等。体外诊断企业实习岗位包括研发、生产、质管、物流、售后等。

5. 评价 在各检验科轮转结束后进行自我评价、带教老师考核,检验室组长评价,有的院校还有出科理论与操作考试或实习完后理论与操作考试等评价方式。

（二）毕业论文

1. 目的　学生应得到必要的科研训练,具备初步的实验研究和撰写毕业论文的能力。毕业论文一般采用双导师制,包括学校和实习医院指导老师各1人,对学生毕业论文全过程进行指导。

2. 时间与要求　在第四学年课程计划中,建议单独安排不少于24周的毕业论文的实验研究和论文撰写。论文撰写包括1篇综述(不少于3000字)、1篇外语专业文献翻译(不少于15000印刷字符)和1篇研究论文(不少于5000字)。每位指导教师指导毕业论文的学生人数原则上不超过5名。

3. 地点　各实习单位或学校。

4. 毕业论文流程　主要流程包括选题、科技查新、课题设计、开题报告、课题实施、中期检查、毕业论文撰写与论文答辩等。

5. 评价　学校组织毕业论文评审与答辩小组,检查毕业论文过程是否完整规范,记录是否齐全真实等,对毕业论文进行评价;毕业论文答辩主要环节包括学生汇报,答辩小组专家提问,学生回答与解释,专家评分等。毕业论文成绩等级一般包括不合格、合格、优秀。毕业论文通过答辩后授予学位证书。

五、学业成绩考核与评价环节

对大学生来说,学业成绩考核的内容和方式对学生的学习具有明确的导向作用,学业成绩考核可以督促学生努力学习,发现学习上的问题,及时补救;对教师来说,学生的学业成绩在一定程度上体现了教师的教学效果,反映了教师的教学水平,可以帮助教师发现教学中存在的问题。

1. 学业成绩评定体系　评定体系包括形成性评定和终结性评定。形成性评定包括学习过程中的阶段测验、实验操作、汇报讨论、实习考核等,终结性评定包括课程结束考试及毕业综合考试等。

2. 考试和学习之间的关系　评价体系应使培养目标与课程要求相结合,以此促进学生的学习;提倡学生自我评估,以培养学生主动学习的能力;设置合理的考试方式和频次,以发挥考试对学习的导向作用,避免负面作用。

3. 考试分析与反馈　在所有考试完成后,应对考试结果进行基于教育测量学的分析,并将分析结果以适当方式反馈给学生、教师和教学管理人员,并将其用于改进教与学。考试分析包括整体结果、考试信度与效度、试题难度与区分度,以及专业内容分析等。

4. 考试管理　管理部门应建立专门的组织,规定相关人员负责制订有关考试的具体管理规章制度。院校应该对教师开展考试理论的培训,以提高命题和考试质量。

（傅琼瑶　金英玉　王胜娥）

第三节　医学检验技术专业的学习

一、医学检验技术专业学生的培养特点

（一）在学习目标上注重培养医学职业素养

医学检验技术专业的学习重视医学职业素养的培养,因为这是确保医学检验结果准确性和可靠性的基础,直接关系到患者诊断、治疗和预后评估的质量。首先,医学检验人员必须遵守医

学伦理和职业道德规范,保障检验的真实性和客观性。其次,高度的质量意识和强烈的责任心要求他们在工作中追求零误差,时刻警觉于生物安全和化学物质的风险管理。同时,良好的沟通协调能力能让检验人员有效地与其他医疗团队成员合作,共同优化患者的治疗过程。通过这样的培养,不仅能提升医学检验人员的专业技术水平,还能保障医疗服务的整体质量,最终造福于患者和整个社会。

(二)在学习内容上注重拓宽知识面和训练实践技能

医学检验技术专业学生不仅要掌握扎实的自然科学基础知识,还必须熟练掌握基础医学、临床医学和医学检验的知识,同时还应具备一定社会科学知识,理解与社会、经济、法律、伦理、管理等领域的联系,以全面适应医疗卫生行业的需求。

由于医学检验是一门实践性很强的学科,专业教育着重于培养学生的综合实践技能,如熟练操作医学检验仪器、观察分析实验现象、处理实验数据以及进行科学研究。实践学习不仅覆盖了丰富的学时,而且强调理论与实践的紧密结合,以确保学生毕业后能够立刻适应工作岗位,提供高效、准确的医学检测数据,支持医疗诊断和治疗决策。因此,拓宽知识面与训练实践技能对于医学检验技术专业的学生来说,是培养其专业素质和提升就业能力的关键所在。

(三)在学习方法上注重对知识的理解记忆和对经验的积累

医学检验技术专业的学习强调对知识的理解记忆和经验积累,因为该领域的知识庞杂且专业性强,涉及在各种生理和病理状态下,血液及体液中有形成分质和量的改变、各种生化指标的改变、寄生虫和微生物的形态特征等;同时,一个检测项目通常有多种检测方法,每种检测项目的检测原理、方法不同,各有优缺点等,这些知识不能单纯死记硬背,而是需要在理解、分析比较的基础上掌握。此外,经验积累对形态学检验尤为重要,通过丰富的实践,可以增强识别和分析的能力,提高诊断的准确性。在实习环节,由于在校学习期间,临床标本种类有限,学生更应珍惜机会,虚心向具有丰富临床经验的带教老师学习多样的临床标本案例,提高专业技能水平。

二、医学检验技术专业学生的学习方法

(一)理论课学习方法

1. 课前要主动预习:了解将要学习的内容及其重点、难点,为听课和寻求教师的指导做好充分准备;也可通过预习对已学的相关知识进行回忆、比较和分析,加深理解和巩固已学知识,并将它们有机地联系组成新的知识体系。

2. 课中要加深理解:积极互动、制作笔记,必要时小组讨论。

3. 课后要勤奋自学:定期复习、主题研究、问题思维导向,必要时扩展阅读。

(二)实验课学习方法

1. 课前要主动预习:预习实验手册,熟悉实验流程,准备实验用物,了解安全规程。

2. 课中要多观察、勤动手、勤动脑:实操前,认真聆听讲解;实操时,按部就班,自觉地反复练习,及时记录实验、分析数据、总结得失。

(三)实习学习方法

1. 目标设定:明确实习期间的学习目标和职业规划。

2. 观察能力:在实习期间积极观察工作流程和专业人员的行为模式。

3. 实践操作:在指导老师或职员的监督下进行实际操作,增长经验。

4. 沟通技巧:学会与同事和患者有效沟通,提高职业素养。

5. 反馈获取:主动向导师和经验丰富的带教老师寻求反馈,以便及时调整学习策略。

6. 自主学习:对遇到的具体问题自行查阅资料,学习解决问题的方法。

7. 案例分析：通过分析具体案例，理解理论与实践的结合。

8. 时间管理：合理安排实习时间，确保能够全面覆盖各个学习领域。

三、医学检验技术专业学生创新思维训练

创新思维的培养不仅要求更新观念，树立强烈的创新意识，还要求熟练掌握科学的思维方法，并加以灵活运用及反复训练。

（一）树立创新意识

创新意识是创新思维的基础，没有创新意识，就不可能有创新思维产生。有了创新意识，才能从平凡的事物中发现奇特的现象；有了创新意识，才能多角度审视问题，才能想出新的解决问题的办法和见解。

（二）培养敏锐的洞察力

深入细致地观察事物是创新思维的起点，通过观察，触发联想，提出问题，然后进行深入广泛的思考，设想出多种解决问题的办法。医学检验技术专业学生在学习过程中，要善于观察，如果发现异常的实验现象，不要轻易否定，应追踪其原因，也许从中会有新的发现。

（三）设问训练

通过设问，向大脑发出必须思考的对象、范围和任务，使思维的方向更明确，提高思维的针对性和有效性。医学检验技术专业学生在学习过程中，需要保持强烈的好奇心，不能被动地接受知识，而是要善于独立思考，敢于提出新问题，如在学习检验仪器的工作原理时，要思考"为什么采用这种原理？这种原理有何优缺点？能否采用其他的原理进行检测？"等问题。

（四）逆向思维训练

在认识事物的过程中，实际上是同时与其正反两个方面打交道，只是日常生活中人们往往形成一种习惯性思维方式，即只看其中的一方面而忽略另一方面。如果逆转一下既有思路，从反面想问题，便能得出一些创新性的设想。医学检验技术专业学生在学习过程中，要学会"反向思维"训练，遇到任何新的知识，要善于从反方面进行分析，使思维更加宽泛广阔，提高思维能力的准确性。

（五）求异思维训练

求异思维是创新思维中最基本、最普遍的方式方法，是人类创新思维的原动力。医学检验技术专业学生在学习过程中要学会求异思维，并通过比较分析，权衡多种方法的优缺点，既对原方法进行了重新审视，又可能有创新发现。每一个微小的改进，都包含创新的种子。

（六）联想思维训练

联想包括性质上或形式上相似的事物之间所形成的联想，时间或空间上接近的事物之间形成的联想，具有相反特征或相互对立的事物之间形成的联想，把看起来无关联的事务强制地相互联系等方式。如 20 世纪 50 年代，美国科学家库尔特设计了一种可计数不导电粒子的仪器，后来联想到血细胞也是不良导体，也可以用同样的原理进行计数，因而发明了世界上第一台血细胞计数仪。

由上可知，医学检验技术专业学生在学习中，应该重视创新思维的培养，努力践行创新思维，不失时机地寻找创新机会，为检验医学的学科发展贡献力量。

（龚道元　王胜娥　范　文）

笔记

第四节　医学检验技术专业学生的知识、能力与素质

一、基础知识要求与范围

（一）人文社会科学

人文社会科学在本质上是关于人与社会的科学。在医学检验技术专业加强人文精神培养，有助于在未来的学习、工作中形成科学研究的正确价值取向，有助于正确处理好人与科技的关系。掌握人文社会科学知识是适应医学检验的学科发展、模式转变和服务功能的要求。一般来说，医学检验技术专业学生应掌握的人文社会科学知识包括下列4点。

1. 思想德育教育知识　包括马克思主义原理概论、中国近现代史纲要、社会主义发展简史、毛泽东思想概论、习近平新时代中国特色社会主义思想、思想道德修养与法律基础、思想政治教育等。

2. 医学与人文社会科学交叉的学科知识　新形势下医学检验技术专业学生的培养离不开医学与人文交叉学科的教育。医学检验技术专业学生需要学习的医学人文课程包括医学心理学、医学伦理学、医学社会学、医学行为学、医学哲学和医学人际关系等。

3. 科学方法教育知识　包括自然辩证法、现代科技概论、科研方法设计、科技论文写作、医学文献检索、临床思维方法、医学研究方法等。

4. 文化修养知识　包括中国传统文化、大学语文、美学概论、人际交往与口才艺术等。文化修养涉及人文知识和人文精神两个方面，人文知识是基础，人文精神是核心。任何人才在从事专业工作时，对知识的运用和技能的发挥与其个人的文化修养、职业道德、心理素质、身体素质等非专业素养都有着密切关系。

（二）自然科学知识

自然科学知识是研究无机自然界和包括人的生物属性在内的有机自然界的各门科学知识的总称，包括数学、物理学、化学、医学、生命科学和计算机信息科学等知识。自然科学知识属于医学教育中的普通基础课程，是医学检验技术专业学生必须拥有的多元化知识结构的重要基础组成部分。医学检验技术专业学生学好自然科学知识，可以为今后学习医学基础知识和医学检验技术专业知识打下坚实的基础，并能用于指导未来的医学科研实践。

（三）基础医学和临床医学知识

随着学科的发展和医学模式的转变，医学检验的工作理念从以标本为中心、以检验结果为目的，向以患者为中心、以疾病诊断和治疗为目的转化。因此，在新形势下医学检验技术专业学生在扎实学好基础医学、临床医学等理论知识的基础上，要与医学检验知识融会贯通，从单纯检验技术型人才向多学科复合型人才发展，以便在常规医学检验工作之余，为临床疾病的诊断和治疗提供优化合理的新检验项目或项目组合，并从医学检验学角度参与临床病例讨论、提供临床咨询服务。

1. 基础医学知识　基础医学是研究人体正常结构和功能和各种因素对机体的影响，以及疾病的发生、发展与转归规律的学科群，主要包括系统解剖学、组织学与胚胎学、细胞生物学、生理学、医学遗传学、药理学、医学统计学等。医学检验技术广泛应用了各基础医学学科的理论、方法，是建立在众多基础医学学科之上的应用学科，因此在医学检验技术专业学生的培养过程中，必须重视和加强基础医学教育。

2. 临床医学知识　临床医学以疾病为研究和诊治对象，根据疾病的特性、诊断和治疗的技

术与手段再作相应的分科,具体包括诊断学、内科学、外科学、妇产科学、儿科学、传染病学等学科。医学检验的重要任务之一就是在现代医学理论的指引下,为临床医疗提供多方面、多层次的实验室信息,因此学生在临床医学知识课程的学习中,应着重学习临床医学知识与医学检验技术知识的联系,为未来工作中检验与临床的联系与沟通做好知识储备。

(四)医学检验技术专业知识

对于专科学生,医学检验技术专业知识是其知识结构中最重要的部分。医学检验技术专业知识包括专业核心知识和专业拓展知识。专业核心知识是医学检验各亚学科的基础知识,直接反映目前工作岗位的需求,体现专业的针对性,主要包括医学检验各门专业课程。专业拓展知识是为适应医学检验学科不断发展和检验外延不断拓宽的新技术、新知识。

实验操作是医学检验技术专业知识的重要组成部分,是医学检验技术专业学生全面掌握理论知识、锤炼科学思维,培养动手能力和创新意识的重要环节。在实验学习中,医学检验技术专业学生应注意加强实践动手能力,特别是形态学检验、常用临床检验仪器使用及维护、临床实验室质量管理等核心专业技术知识的培养。

近年来,分子生物学技术、生物传感器技术、质谱技术、标记免疫分析技术、流式细胞技术和自动化与信息技术等不断取得新的进展,为医学检验技术的发展提供了有力的技术支持,而这些新技术的涌现也要求检验人员须掌握更为丰富和前沿的专业知识,才能满足临床对医学检验的需求。

二、应用能力要求与范围

(一)实践操作能力

医学检验技术专业是一门操作性、应用性和综合性很强的学科。操作能力是医学检验技术专业学生能力结构中的基本要素,是建立在扎实深入的理论知识之上,对医学检验学生的基本要求。现代医院的检验工作已基本实现自动化或部分自动化,但手工操作仍然在临床实验室检验工作中发挥着不可替代的作用,很多检验项目仍需手工方法去完成或验证。因此,医学检验技术专业学生操作能力可细分为基本手工操作能力和仪器操作能力。

实践操作能力的培养主要通过专业实验课和临床实习实现。建议通过以下方法来提高医学检验学生的实践操作能力:①教师应该提高自身的实验技能,规范课堂演示和实习指导,这也是对学生实践操作能力培养的基础。②创造良好的实践活动环境,搭建自由活动的平台,设计既有现实性、趣味性,又有思考性和开放性的实验课,激发学生参与实践活动的兴趣。③培养学生实践操作中的合作能力,不仅有利于学生之间的互动,还有利于发挥学生的个性和创新思维。

(二)临床实验室管理能力

临床实验室管理是对实验室的人力、财力和物力进行有效的整合以达到尽可能满足医疗服务要求的创造性活动。实验室管理者需设计每一个检验项目的工作流程,组织实验所需的资金和设备等资源,努力满足患者和医院管理层的需求。成功的实验室管理活动必须具备以下5个要素:①实验室期望达到的目标;②管理者具有指导团队达到目标的权利;③实现目标必需的人力、设备和资金等资源;④各类人员为达到实验室目标需承担的责任;⑤完善的管理体系和要求。

建议通过以下方法来提高医学检验技术专业学生的实验室管理能力:①培养学生的责任感和集体荣誉感,多设置班级管理岗位,尽可能让更多的学生参与到班级的管理中。②集体实践活动中,多放手,增强班级凝聚力和学生自我管理能力。③在学生自我管理能力提高过程中,体现教师主导作用,多指导,做好领路人。

（三）沟通协作能力

1. 沟通能力 医学检验技术专业学生要有意识培养自己的沟通能力,在学校要积极主动培养自己与同学、与老师等的沟通能力,工作后要培养与单位领导、同事的沟通能力和与患者的沟通能力。建议通过以下方法来提高自己沟通能力:①培养自己语言表达能力。②培养自己聆听和关注的能力,脱离以自我为中心的处事模式。③学会尊重别人等。

2. 团队协作能力 现代化的医院有众多科室,各科室有其主要任务,同时彼此之间也少不了合作。检验与临床通力合作能够更好地发挥各自的作用,提升临床服务水平。而随着医学检验的发展,不同医院检验实验室之间的交流合作更为密切,同时第三方实验室也与医院进行着合作,彼此促进工作效率,提升工作水平。

建议通过以下方法来提高医学检验技术专业学生团队协作能力:①积极发现每位大学生的优点,对他们予以鼓励,培养学会欣赏理解他人的能力。②培育学习小组,完善小组合作机制,促进大学生之间相互促进,共同完成学习目标。③实习时多参与科室团队实践活动和临床沟通活动,培养团队协作能力。

（四）持续学习与科研创新能力

1. 分析解决问题能力 人类的实践活动归根结底就是不断解决问题的活动。而在检验工作中,难免会碰到一些特殊甚至"不可思议"的问题,但有些情况的出现并非来源于人为的差错,它只是受限于医学发展或最新医学研究进展尚未推广而带来的困惑。如血型结果与大多数遗传规律相冲突,那么面对类似的问题,医学检验人员必须具备很强的分析问题和解决问题能力,对检验报告进行合理的解释,并给临床医生和患者在疾病的诊疗方面提出科学、有效的建议。

对于医学检验技术专业学生,一般已初步具备了这种能力,但尚不够系统和完善。建议通过以下方法来提高他们分析问题和解决问题的能力:①事物都有其运动的一般规律和特殊规律,只有掌握其一般规律,才能对事物有总体的了解,并能找到特殊问题的特殊规律。所以,医学检验技术专业学生应先学好理论知识及哲学理论,夯实基础。②每位教师对本学科都做过较深入的研究,因此在课堂上,只要仔细听讲,就能发现每个老师都有一套自己对问题的分析与解决方式,而这些方法也会让学生有所启迪,可供学生借鉴。③实验课和实习过程中认真锻炼自己分析解决问题的能力,多动手动脑,独立面对问题。④积极参加有益活动,拓展知识面,经验是最好的老师。

2. 自主学习能力 医学知识是不断更新的,因此,在临床工作和科学研究中,都要求医学检验人员保持自己对职业的敏感度,主动学习最新的医学知识,掌握最前沿的医学技能,并在实践中努力培养自主学习能力。

建议通过以下方法来提高医学检验技术专业学生自主学习的能力:①帮助学生明确学习目标,以便于学生对照自学。②激发学生的学习兴趣和热情,由他律变为自律。③优化课堂结构,改变传统满堂灌的教学模式,积极发挥学生主体作用。④成立合作小组,培养学生的主动阅读能力和独立思考能力。⑤结合自评做好学生自学效果评估。

3. 科研创新能力 科研思维、创新能力是新时代医学检验人员必备的重要素质。科研能力是一种综合的能力。首先,需要掌握一定的现代信息技术,学会应用数据库和数据源检索、收集和分析医学相关的文献资料;其次,需要具备一定的实验能力,如实验设计、实验操作、实验数据统计等,并定期进行实验总结;最后,需要具备一定的总结能力,根据实验结果进行分析讨论,撰写相关学术论文。而创新能力要有打破固有认知的勇气和意识,并通过培养自身的创新思维和创新技能,不断将想法付诸实践。

建议通过以下方法来提高医学检验技术专业学生的科研创新能力:①在校期间,学生应当明确自己的目标,培养和保持强烈的求知欲和进取心,培养独立思考能力及发散的思维方式。②通过参加课外科研活动,训练科研思维,激发创新精神。③通过查阅文献、设计实验、申报课题、实验研究和论文答辩等科研工作基本程序的训练,培养对科研的兴趣和思维,为未来的科研创新工作打下基础。

三、人文素质与身心素质要求

1. 人文素质　新时代医学检验人员应该认识到,人文素质不再是纯粹的个人修养问题,它关系到医学检验人员给患者提供的医疗服务质量。所以加强医学检验人员人文素质教育,是新时代对医学检验人员的要求。强调人文素质,绝不意味着自然科学和专业教育不重要,恰恰相反,人文科学和人文教育更有利于促进自然科学和专业教育的发展。医学检验人员要有合理的知识结构,要将人文科学和自然科学有机统一,任何一方面的淡化,必然导致素质教育的负效应。

2. 身心素质　身体素质和心理素质的总称。良好的身体素质是具有健康的体格,全面发展的体魄,适度的身体灵活性、耐力、适应力,良好的卫生习惯和生活规律。心理是精神的具体反映,它主要集中在心态问题上。身体素质与心理素质是相辅相成的。

（梁小亮　张丽霞　赵晋英）

思 考 题

1. 大学的学习特点有哪些?
2. 大学生身心发展有哪些特征?如何尽快适应大学学习?
3. 医学检验技术专业的主要教学环节有哪些?
4. 医学检验技术专业的学习方法有哪些?
5. 医学检验技术专业学生如何培养和训练创新思维?
6. 医学检验技术专业学生须注重培养哪几种能力?

第七章

医学检验技术专业学生就业指引

第一节　非独立临床实验室

一、医院检验科

（一）检验科主要职能

检验科具有得天独厚的条件，是科学研究的重要阵地。既要加强对检验数据的储存、分析和管理，建立医学检验数据库，为医学科研提供有价值信息；还要加强医学检验与临床医学的结合，开展诊断性试验研究与评价，对检验指标参考区间及临床意义进行探讨，根据临床需要改良、开发新的检验仪器、技术、方法、检验指标和试剂盒等，促进医学与检验技术水平的提高和发展。同时，检验科要制定科研管理的规章制度，加强科研队伍建设和管理，注重学科建设和学科带头人培养，提高检验科的学术水平。医院检验科的主要工作包括临床检验和临床咨询，同时还有教学和科研工作等。

（二）检验科人员

1. 检验科人员分类

（1）按岗位分类：分为实验室管理人员和检验技术人员等岗位。实验室管理人员由检验科负责人（检验科主任）、技术负责人、质量负责人、安全负责人组成。其中检验科主任是指有能力、有职权对检验科正常运行进行全面管理负责人。检验科负责人应具备相应的资质及职称，二级以上医疗机构检验科负责人还应通过省级以上卫生行政部门相关机构组织的培训。

检验技术人员主要职责是严格按照操作规程进行操作，加强质量管理，完成每天各标本各项目检验，提供快速、准确的检验结果，对仪器进行保养和维护以及专业组长安排的其他工作。

检验科业务部门由各专业实验室组成，是检验科完成日常工作的基本单位，专业室（组）长是各专业实验室负责人，是检验科管理人员的重要组成部分，由检验科主任任命。其具体的职能包括本专业组日常管理工作（含行政管理）；组织专业组成员的业务学习与培训等。

（2）按专业技术职称分类：我国医学检验人员职称分初级、中级和高级三个级别，其中初级职称分为技士和技师，中级只有主管技师，高级职称又分为副主任技师和主任技师；职称的专业技术岗位分13个等级，具体分级及晋升要求见表7-1。

（3）按专业结构或工作性质分类：主要有技师、医生、管理人员、工勤人员等，见表7-2。

表 7-1 检验人员职称分级及某省职称晋升要求

职称级别	职称名称	对应岗位级别	晋升资格基本要求
初级	技士	第 13 级	取得医学检验技术专业中专或专科学历,从事本专业技术工作满 1 年;工作期间单位考评合格;参加全国统一专业课考试,成绩合格
	技师	第 12～11 级	取得医学检验技术专业中专学历,受聘担任医学检验技士职务满 5 年或取得医学检验技术专业专科学历,从事本专业技术工作满 3 年或取得医学检验技术专业本科学历或硕士学位,从事本专业技术工作满 1 年;工作期间单位考评合格;参加全国统一专业课考试,成绩合格
中级	主管技师	第 10～8 级	取得医学检验技术专业中专学历,受聘担任医学检验技师职务满 7 年或取得医学检验技术专业专科学历,受聘担任医学检验技师职务满 6 年或取得医学检验技术专业本科学历,受聘担任医学检验技师职务满 4 年或取得医学检验技术专业硕士学位,受聘担任医学检验技师职务满 2 年或取得医学检验技术专业博士学位;工作期间单位考评合格;参加全国统一专业课考试,成绩合格
高级	副主任技师	第 7～5 级	获得主管检验技师资格 4～5 年;工作期间单位考评合格;专业课、职称英语、计算机考试合格;科研、论文符合要求,经过所在省(市)专业评审委员会评审通过
	主任技师	第 4～1 级	获得副主任检验技师资格 4～5 年;工作期间单位考评合格;专业课和 / 或专业实践能力、职称英语及计算机考试合格;科研、论文、答辩符合要求,经过所在省(市)专业评审委员会评审通过

注:不同省(市)晋升要求和条件不完全一样,第一学历要全日制。

表 7-2 检验人员按专业或工作性质分类及主要工作

分类	主要工作
技师	检验科从事检验工作的主体,主要职责是完成日常检验任务,保证结果准确、可靠、快速,解决检验工作中遇到的技术问题
医生	将医学检验与临床医学相结合,除参加部分检验工作外,主要与临床医护人员沟通,参与临床病例讨论、会诊,对检验项目的选择以及检验结果的解释提供咨询和建议,加强分析前、分析后质量管理,在日常检验工作中,还负责诊断性报告的签发等
管理人员	担任检验科管理工作,可以专职或兼职
工勤人员	承担标本的接收、检验报告单发送,检验器材的洗刷、消毒等工作
其他人员	在规模较大的检验科,会设置信息管理人员、医疗设备管理人员等,负责实验室信息管理、仪器设备的保养、维护与维修。具有教学、科研任务的检验科,还设置教学系列(教授、副教授、讲师等)和科研系列(研究员、副研究员等)人员

2. 检验人员的资质 《医疗机构临床实验室管理办法》第十四条指出:"实验室专业技术人员应当具备相应的资格,进行专业培训并持证上岗"。实验室专业技术人员主要指进行各种检验技术操作,向临床提供检验信息或对检验结果进行咨询服务的人员,通常称为检验技术人员。"具备相应资格",即应具备与医学检验技术专业相应职称、相应学历及业务能力。

目前,无论是医学检验技术专业毕业生还是其他专业毕业生,毕业后在临床实验室从事临床检验工作1年后,医院考评合格,并参加全国卫生专业技术资格考试,在成绩合格并获得专业技术资格证书后,才有资格签发检验报告。而关于进行特殊项目检查,如进行PCR检测的人员必须进行培训后持证上岗。

(三)检验科部门组成

不同医院检验科部门设置不同,根据其服务对象不同一般分为急诊检验室、门诊检验室和住院部检验室。但比较规范的是按专业设置,如临床体液学检验室、临床血液学检验室、临床生物化学检验室等,主要工作见表7-3。另外,医院检验科还设有行政办公区(主要有主任办公室、图书资料室、会议室)、后勤功能区(主要有值班室、更衣室、试剂存贮室、仪器维修室、消毒室)。

表7-3　各专业检验室组成及主要工作

实验室名称	主要工作	备注
临床体液学检验室	主要进行体腔液、分泌物及排泄物等标本常规检查	标本及检查项目杂;手工操作多;检验人员要具有扎实的细胞、寄生虫虫卵和微生物形态学基本功
临床血液学检验室	主要进行红细胞分析、血凝分析、骨髓细胞学检查、溶血及血液流变学检查等	检验人员需具有扎实的红细胞和骨髓细胞形态学基本功
临床生物化学检验室	主要进行血液和体液中的糖及代谢物、蛋白质、血脂及脂蛋白、酶、血清非蛋白含氮化合物(尿素、尿酸等)、胆红素、胆汁酸、无机离子、血气、激素、治疗药物浓度及心血管疾病标志物检查等	标本及检查项目多;仪器多、自动化程度高
临床免疫学检验室	主要进行免疫功能检测、肿瘤标志物检测、感染性疾病免疫检测、自身抗体及过敏原测定等	标本及检查项目多;仪器种类多;HIV抗体实验室管理要求高
临床微生物学检验室	主要进行各种标本中的细菌、真菌等病原微生物检查及药敏试验等	标本检测周期长,环节多,无菌要求高
临床分子生物学检验室	主要进行核酸定性、定量测定及基因检测等	未来发展趋势

检验科各专业实验室分布主要有分隔式和开放式两种模式,随着标本输送、识别、分配自动化及检测仪器自动化的发展,尤其是自动化流水线和前处理系统的应用,医学检验各专业检验的分区相对淡化,如可将生化分析仪、免疫分析仪和血凝分析仪等不同检测功能模块相关仪器组合在一起,组成检验流水线。但目前,大多数中小型医院检验科还是按专业分成相对独立的各个专业实验室,而大型医院检验科、住院部检验室一般以两者结合为主。

二、医院输血科

输血科或血库最基本的功能是保证临床血液制品的供应和用血安全,一方面做好与血站的信息沟通,及时掌握血液的供应信息;另一方面根据血液供应预报信息,及时调整血液库存的数量,并按照供应情况对患者进行合理安排,确保血液的及时供应,做到安全输血。

输血科或血库技术人员主要有技师系列和临床医生系列,技师系列人员主要是来自医学检验技术专业的人员,其工作职责是:①血液预订、入库、贮存、发放工作。②负责输血相关免疫血液学检测:如血型鉴定、抗体筛查、交叉配血试验及特殊血清学检测等。③参与自体输血等血液保护和输血治疗等新技术。临床医生的主要职责是参与特殊输血治疗病例的会诊、输血方案的制定,为临床合理用血提供咨询与指导等。

三、医院其他实验室

国内较大型医院,尤其是大学附属医院可能设置有特殊临床实验室,如生殖医学实验室、内分泌实验室、传染病实验室等,主要任务是从事某些特殊临床检验或科研实验,从而促进专科的发展与医疗水平的提高,这些实验室的技术人员主要是来自医学检验技术专业的人员。

四、采供血机构

采供血机构是指采集、储存血液,并向临床或血液制品生产单位供血的医疗卫生机构,分为血站和单采血浆站。血站是指不以营利为目的,采集、提供临床用血的公益性卫生机构,分为一般血站和特殊血站。其中一般血站分为血液中心、中心血站(血站)和中心血库。特殊血站主要为脐带血造血干细胞库。单采血浆站是指采集供应血液制品生产用原料血浆的单位。

血站检验科是采供血机构的重要组成部门之一,其主要工作是对献血员在献血前和对采集的血液标本进行严格的检查,检查的项目包括:① ABO 血型和 RhD 抗原鉴定。②血红蛋白测定。③谷丙转氨酶(ALT)测定。④有关病毒标志物检测:包括乙型肝炎病毒标志物、丙型肝炎病毒标志物、人类免疫缺陷病毒等标志物测定。⑤梅毒螺旋体抗体检测等。各级血站实验室担负着对所供血液的安全与合格严格把关的重要职责,要加强检验的质量管理,确保提供的血液安全可靠。

每年采供血机构对医学检验技术专业毕业生设置大量的工作岗位,有志到血站工作的学生要重点加强临床输血学检验、临床输血学、血液制品学等课程学习。

五、疾病预防控制中心临床实验室

疾病预防控制中心(center for disease control and prevention,CDC)是由政府举办的实施国家级疾病预防控制与公共卫生技术管理和服务的公益事业单位。目前,我国已建立中国疾病预防控制中心,并且在省、自治区和市县设立了相应的机构。但国家、省及市等各级疾病预防控制中心的职责和工作重点不尽相同。例如,中国疾病预防控制中心是在国家卫生健康委员会领导下,发挥技术管理及技术服务职能,围绕国家疾病预防控制这一重要任务,加强对疾病预防控制策略与措施的研究,做好各类疾病预防控制工作规划的组织实施;开展职业安全、健康相关产品安全、放射卫生、环境卫生、妇女儿童保健等各项公共卫生业务管理和相关科学研究工作,加强对全国疾病预防控制和公共卫生服务的技术指导、培训和质量控制,在防病、应急、公共卫生等方面发挥国家级中心的作用。

各级疾病预防控制中心与检验相关的业务一般有人体健康检查、理化检验(包括水、食品、药品、保健品、化妆品等)、病原生物学检验、毒理检验等。其中健康检查实验室也属于临床实验室,主要是一些对身体健康有特殊要求行业的人群在从事这些行业前或已从事这些行业工作的人群定期进行健康检查。如从事饮食、餐馆服务业的人群在准入前要进行肝功能、乙肝表面抗原等项目的检查。

医学检验技术专业毕业生可以了解疾病预防控制中心里与检验有相关的岗位。

（刘双全 王元松）

第二节　独立临床实验室

一、独立临床实验室的现状与发展

独立临床实验室（independent clinical laboratory, ICL）是指在卫生行政部门许可下，具备独立法人资格，独立于医院之外，专门从事医学检验或病理诊断服务的新型医疗机构，又称为第三方临床实验室。独立临床实验室与医院建立业务合作，在促进卫生资源的优化配置、降低检验成本、方便患者诊治和协助医生精准诊疗等过程中发挥了重要作用，具有巨大发展前景。

（一）我国独立临床实验室的现状

我国独立临床实验室行业发展与欧美地区仍然有一定的差距，其主要原因是公立医院检验科占我国医学检验服务市场的主导地位，约占 95% 的检验业务。20 世纪 90 年代中后期我国才形成一定规模的独立临床实验室，目前国内已有超过 1000 多家独立医学实验室，主要集中在沿海发达地区。在医保控费的时代背景下，公立医院检验科无法回避高成本短板，而独立临床实验室可通过与公立医院的合作互补，有效盘活并提高资源配置效率，定位在基层和特需服务部分，推动检验检查质量同质化，帮助基层医疗机构进行专业化检验，有效解决成本控制和专业化问题。随着分级诊疗的不断推进，基层医疗机构有望成为第三方医学检验行业的广阔市场，对标欧美日等成熟市场 50% 以上的份额，目前我国独立临床实验室业务量占整个医学检验市场不足 10%，可见我国第三方检验市场发展潜力巨大。

（二）独立临床实验室的发展

独立临床实验室的发展重点体现在以下 4 个方面。

1. 以客户为导向　与医院进行资源互补，承接医疗卫生机构外包诊断业务，同时也直接面向患者提供一站式诊断服务。

2. 以质量为导向　从美国病理学会认可计划（College of American Pathologists- Laboratory Accreditation Program , CAP-LAP）的实验室到 ISO 15189 等一系列的标准化质量管理体系，完善实验室质量控制，创造品牌，增加客户黏性。

3. 以数字化为导向　作为患者检验数据的重要产出端口，数据挖掘和管理成为独立临床实验室的新业务优势，需要联合国内顶级临床与科研机构，重新设计数据架构，以数据中心建设为导向，推动实验室信息化管理的持续优化发展。

4. 以个性化和专业化为导向　随着我国卫生健康服务水平的不断提升和医疗体制改革的不断深入，国内的独立临床实验室也将会向规模化、专业化、标准化、自动化、信息化、检验项目国际化和个性化发展。同时，随着国家持续增加卫生健康支出，以及医保加大对医疗支出的控费力度，导致公立医院检验科盈利能力存在下降的趋势，促使着医院将检验项目外包给成本更低的独立临床实验室；其次在市场规模方面，我国体外诊断检测人均年消费额度远低于欧美日等地区。而工业化、城镇化、人口老龄化进程加快，以及多孩政策及健康中国的大背景下，人们的生产生活方式和疾病谱不断发生变化，健康预防意识逐渐加强，居民人均医疗保健支出稳步上升，加上传染性疾病的发生，病毒核酸检测等分子医学极大地推动了独立医学实验室的市场需求。因此，基于上述多元因素的综合效应，驱动医疗机构的检验外包，促使独立临床实验室市场规模的不断上升，使该服务行业保持技术的不断创新、项目的多样化、高质量增长态势和高景气发展。

二、独立临床实验室的作用

独立临床实验室在现代医疗体系中扮演着日益重要的角色,它通过提供高标准、高质量的医学检验服务,有效地支持了临床诊断和治疗工作,为我国当前医疗市场实现区域医疗资源共享、提升基层医疗机构服务能力、推动分级诊疗发挥重要的作用,具体见下列4点。

1. 促进卫生资源的优化配置,降低检验成本　独立临床实验室为农村和城市社区医疗提供检验服务,将检验标本送到专业的实验室,使一些基层无法开展的检验项目得以应用于临床。独立临床实验室实现集约化管理,统一调配耗材和试剂,实现了检验设备、技术、人才等卫生资源的优化配置,减少了政府投入,节约了社会医疗资源。这种服务模式可有效减少重复检验,使医疗资源得到合理利用,提高医疗设施利用率和工作效率,达成优势资源共享。

2. 方便患者诊治,实现优质检验资源公平享有　便捷民众就医,使老百姓就近在当地中小医院和基层社区医院享受高质量的检验技术服务,及时得到诊断和治疗,提高基础医疗机构的检验能力,使医疗的连续性得到保证,促进社区首诊服务。同时也有利于缓解大医院患者拥堵的局面,为实现"小病在社区,大病在医院"的目标起到一定的推动作用,保证了基层社区医疗的发展,有效减轻大医院的就诊压力。

3. 助力基层医生,提升中小医疗机构综合实力　由于受到中小医疗机构检测条件及技术水平的限制,一些本应在基层可以治疗的普通疾病,因无法进行全面的临床检测而难以在基层获得正确的诊断。国家当前重点发展基层医疗,独立临床实验室可以弥补其检测设备及检验技术的差距,为中小医疗机构提供优质检验服务,同时节省政府对中小医疗机构的设备投入和人才引进等方面的开支,并助力基层医师为患者看好病,有效提升中小医疗机构疾病诊治的综合实力,推进分级诊疗。

4. 拓展精准检验项目,协助临床精准诊疗　全球医学界有5000余种医学检验项目,我国公立医院普遍仅能开展数百种,而规模较大的独立临床实验室往往能开展2000种以上的医学检验项目,如此众多的检验项目尤其是高端检验项目弥补了中小医院和基层社区医院检验项目的短板,同时也是对大型医院检验项目的有益补充,使医师在诊治过程中有更多的检测项目可供选择,有助于缩小不同级别医院诊疗水平的差距,实现医院、患者、社会多方共赢的效果。

三、独立临床实验室科室组成、工作岗位及就业状况

(一)独立临床实验室科室组成和工作岗位

1. 独立临床实验室的科室组成　一般按学科分类,如临床基础检验、临床体液检验、临床血液学检验、临床生化检验、临床免疫学检验、临床微生物学检验和临床分子生物学检验实验室等,并根据公司特色扩展到临床病理检验、卫生食品检验、新药临床检验和特检等业务,依托商业化运作模式,形成了全方位的检验体系。

2. 独立临床实验室的工作岗位　独立临床实验室岗位多分为六大类别,分别是管理类岗位、技术类岗位、数据信息类岗位、物流类岗位、营销类岗位和职能类岗位。

(1)管理类岗位:不限于医学专业背景,管理类专业或跨专业跨领域的复合型人才,具备整合资源和战略思维的能力,能对实验室进行科学规划,包括行政管理岗位和技术管理岗位。

(2)技术类岗位:主要有检验技术、病理技术和实验研发等岗位。①检验技术岗位:与医院检验科工作内容相近,特检服务如临床色谱质谱检验、临床基因检测、医学大数据与人工智能技术检测等。②病理技术岗位:与医院病理科工作内容相近。③实验研发岗位:主要围绕诊断仪器设备、诊断试剂和诊断方法学进行项目研发,在研发中收集检验分析相关信息和数据,并对项

目作出相应的工艺优化改进及质量研究，为项目的注册检验、临床检验、注册申报而获得生产许可。

（3）营销类岗位：分为市场类、销售类和客服类等。营销岗位序列分为资深诊断支持代表、高级诊断支持代表、中级诊断支持代表、初级诊断支持代表、助理诊断支持代表。市场类营销有市场策划员、市场督导员、市场部经理和市场总监，主要负责市场调研、策划、运营和督导，根据企业经营战略和产品定位，确定市场产品内容的具体规划，并制订产品运营的整体策略；销售类营销主要是销售助理-销售专员-销售主管-销售经理-销售总监等岗位，依次晋升，该岗位能积累很多客户资源，具备未来增值的好出路；客服类营销主要有客服代表、客服主管、客服经理，主要是销售业务后续的维护与沟通。

（4）数据信息类岗位：有信息技术管理、人工智能管理、大数据技术、软件开发和数据库管理等，岗位序列包括首席工程师、（准）专家工程师、资深工程师、高级工程师、中级工程师、初级工程师、助理工程师。以上岗位要求背景为计算机软硬件、数学类、生物信息类等专业，熟悉数据和信息化技术，擅长整体规划流程的系统思维。大数据、人工智能等新一代信息技术与医学检验密不可分，在互联网时代，数据分析领域会释放出大量的人才需求，具有高附加值的岗位特征。

（5）物流类岗位：包括高级物流员、中级物流员、初级物流员和助理物流员。以上岗位要求了解医疗冷链物流行业知识，按作业流程标准要求负责耗材、货物配送、标本运输、交接、质量监督、标本接收及报告单分发并派送至客户，充分利用互联网、物联网、大数据等先进技术，实现全链条无缝对接，极大升级医疗物流供应链服务。

（6）职能类岗位：有财务、人事、采购、行政和质量监管等，依据职能类岗位匹配相近的专业背景资质，能运用相应的专业知识履行相应的职能，提供高效的服务。

（二）独立临床实验室对人才的需求

目前国内医学检验独立临床实验室作为第三方检验市场具有较大的发展空间，随之而来的是对人才需求的增加。独立临床实验室隶属体制外单位，相对于体制内的事业单位欠缺稳定性；因此医院检验科体制内岗位一直备受高校毕业生青睐，使得医院检验科岗位供大于求。随着检验专业本科毕业人数逐年增加，各大医院检验人才亦日益饱和，而独立临床实验室则存在充足的就业岗位，加上准入门槛低于大型医院检验科，为毕业生就业开辟新途径。因此，医学检验毕业生须端正就业观念和职业期待，开拓就业思路，不仅要面向大、中型医院就业，还要面向基层面向第三方检验就业，促进医疗检验卫生事业的均衡发展。同时积极提高人文素养、专业技能和自身综合就业竞争力，从而获得更多的就业机会。

（邓小燕　胡志坚）

第三节　体外诊断产品企业

一、体外诊断产品企业的分类

体外诊断（in vitro diagnosis，IVD）是指收集、制备人体样品并通过试剂、仪器或系统对样本进行检测，从而对疾病或人体功能状态进行诊断，为预防和治疗疾病及其并发症提供信息。体外诊断所需要的仪器设备、试剂（盒）、标准品、质控品、耗材乃至原材料（如抗体、酶等）等统称为IVD产品。从事IVD产品研发、生产、营销、服务和应用的企业构成了IVD产业。

（一）按公司起源及大股东的组成分类

从 IVD 公司的起源和大股东的组成上可以分为国外公司和国内公司。国外公司即外企，控股股东为境外法人或机构，通常是国外大公司的子公司或代理型机构。国内公司的控股股东为国内法人或机构，另有从技术或生产销售端相互合作的中外合资企业。国外公司生产型企业往往有较长的生产研发历史，产品面向全球，积累了较大规模的生产总值；国内公司受研发实力限制或市场占有率影响，规模较小；中外合资企业以国外研发、国内生产和销售或国内代理销售为主。

（二）按公司经营性质分类

1. 研发、生产和销售一体化公司　此类公司从产品研发开始，拥有自己的产品知识产权和生产线，实现量产，并有完善的销售体系和人员团队，将产品推向市场。

2. 销售型公司　该类公司属于纯粹贸易型公司。通常有特定 IVD 产品的代理权限。可以销售的产品，受制于上游生产企业给定的区域范围、时间周期或特定终端用户（如医疗机构等）。销售型公司代理权限不具有单一性，存在多级代理和同类不同品牌交叠代理的情况。

3. 售后与供应链管理公司　此类公司主要服务于各种仪器设备的维修、维保和确保试剂盒贮存运输过程中的合规性和及时性。

（三）按产品种类分类

根据 IVD 产品的类别进行分类，与医学检验联系比较紧密的公司有医学检验仪器设备公司、诊断试剂公司和医学检验耗材公司等。

1. IVD 仪器设备公司　医学检验仪器设备是指在检验过程中能给出检验结果或可供检验人员在检验过程中长期使用，并在检验过程中基本保持原有实物形态和功能的仪器设备，不包括计算机系统的硬件、软件以及中间件。医学检验仪器设备主要分两类：临床实验室基础设备和临床实验室专用设备；与医学检验密切相关的主要仪器设备见表7-4。

表 7-4　与医学检验密切相关的主要仪器设备

类别	常见的仪器设备
基础设备	离心机、温控设备（普通冰箱、低温冰箱、电热恒温培养箱、电热恒温水浴锅等），各类显微镜，各类分光光度计，吸样设备（如微量移液枪等），高压蒸汽灭菌器，微量振荡器、纯水机、分析天平，烤箱、pH 计、温度计、湿度计、比密计等
血液检验仪器	血细胞分析仪、红细胞沉降率测定仪、凝血分析仪、自动血型分析仪、血小板凝集分析仪、血流变分析仪、血液黏度计等
尿液检验仪器	尿干化学分析仪、尿有形成分分析仪、尿液分析工作站等
粪便分析系统	粪便沉渣分析仪、粪便检验工作站
生化检验仪器	自动生化分析仪、干化学分析仪、电解质分析仪、血气分析仪、自动电泳仪、糖化血红蛋白分析仪等
免疫检验仪器	酶标仪、化学发光分析仪、免疫比浊分析仪、时间分辨荧光分析仪、流式细胞分析仪等
微生物检验仪器	自动血培养系统、自动微生物鉴定与药敏分析仪、结核杆菌分析仪、质谱分析仪等
分子生物学检验仪器	核酸提取仪、PCR 扩增仪、核酸杂交仪、全自动 PCR 分析仪、测序仪、生物芯片阅读仪等

2. IVD 试剂（盒）公司　目前，临床实验室大多数项目的检测都使用体外诊断试剂公司生产和销售的试剂盒。试剂盒是指用于检验项目测定的所有配套试剂的组合，包括测定所必需的全部试剂及使用说明书等。试剂盒具有稳定性高、抗干扰能力强、保存时间长、测量准确、使用方便、易于标准化和自动化等特点。

3. IVD 耗材公司 医院检验科常用的消耗品(耗材)种类繁多,为了保证检验质量和生物安全,目前,医院检验科一般推广使用一次性耗材。医院检验科耗材一般分为玻璃器材和一次性塑料器材等,其中玻璃器材主要有:①容器类玻璃器材:主要用于物质的反应容器、贮存容器,如试管、烧杯、烧瓶、试剂瓶等。②量器类玻璃器材:主要用于度量液体的体积,如量筒、移液管、吸量管、容量瓶等。③其他玻璃器材:如玻片、培养皿等。

4. IVD 原材料公司 该类企业主要向 IVD 生产企业提供产品生产所必需的零部件和原材料。其产品通常有国家统一标准,不受其下游 IVD 生产企业限制,也不针对特定品牌出产单一品种的产品,定制加工件除外。由此,IVD 生产企业所提供的产品质量不能平移参照其上游原材料公司的出口质量。

5. IVD 产品混合经营公司 该类企业多为代理整合资源,完全独立研发的可能性小,技术门槛不高,人员团队和资金需求巨大,管理效率决定产值和利润率。

二、体外诊断在医学检验中的作用与发展前景

(一)IVD 的重要性

体外诊断能够影响约 60% 的临床治疗方案,但其费用仅占整个临床治疗费用的约 2%。由于体外诊断能够为疾病诊断、治疗、监测提供便捷、低成本、精确、早期的临床诊断信息和有效的诊断依据,且能大大节省医疗费用,已成为医疗决策的重要依据。目前,体外诊断产业已成为当今世界上最活跃、发展最快的产业之一。IVD 企业的具体作用主要体现在:

1. 为临床实验室自动化、标准化等提供安全有效的系统 IVD 企业通过研发、引进、转化、改进等途径向临床实验室提供各种各样现代化的检验仪器设备、流水线及相应的检测试剂盒等检测系统,提高了检测速度,使海量标本检测成为可能,降低了检验人员的工作强度,提高了工作效率,缩短了检验结果报告时间,提高了检验结果准确性,满足了临床需求。

2. 为临床实验室提供新的检验项目和检测方法 IVD 企业通过研发、引进转化、改进等途径向临床实验室提供一代又一代新的检验技术和方法,向临床实验室推广敏感、特异、重复性好的检验项目、组合检验项目和新的检测指标,提高了检测指标的灵敏性、特异性和正确度等,为疾病的筛查、早期诊断、鉴别诊断、疗效观察及预后评估做出了贡献,同时也为人体健康评估,疾病诊疗提供了更有价值的信息。特别是在新冠疫情中,我国 IVD 企业在很短的时间内研发出病毒核酸和抗原检测试剂盒,为我国乃至全球疫情防控做出了重要贡献。

3. 为实验室生物安全提供保障 IVD 企业为临床实验室提供一次性耗材、生物安全设备和封闭的自动化检测系统,减少了标本在实验室的暴露,提高了检验人员的安全性,为实验室的生物安全提供了保障。

4. 其他 IVD 企业通过技术创新、提高产品性能、加强管理和提高效率,推出了各种各样的 IVD 产品,在 IVD 产品内循环、打破进口 IVD 产品垄断、IVD 降价及解决"卡脖子"等问题上功不可没,同时由于国内 IVD 蓬勃发展,形成了 IVD 产业,为我国的 GDP 增长及稳就业做出了贡献。

(二)IVD 产业的发展前景

1. IVD 产业发展潜力大 从费用来看,我国体外诊断产品人均年使用量约 3.3 美元,远低于发达国家的 25～30 美元,上升空间很大;国外医院检验科检查费用一般占医院收入 20%～30%;目前我国检查费用占总收入的 10% 左右,占比偏低。国外临床实验室能开展的检验项目 3000～4000 项,我国龙头第三方实验室能开展的项目仅 2000 项左右,大型三甲医院有 700～1000 项。因此,随着我国经济发展和人民健康需求的不断提高,我国 IVD 产业市场潜力是很大的。

2. 社会对IVD产品刚性需求越来越大 体外诊断产业规模及发展前景与医疗诊疗量直接相关,未来我国IVD产业刚性需求越来越大,主要体现在下列5点。

（1）人口老龄化:随着我国人口老龄化的来临,一些老年疾病如心脑血管疾病、糖尿病、高血压、肿瘤等发病率将越来越高。因此,为了保障老年人的身体健康,就会有更多的IVD刚性需求。

（2）二孩及多孩政策:随着人口数量的增加,医疗需求越多,对IVD产品需求就越大。

（3）疾病谱变化:近年来,由于环境问题、食品安全问题、不良饮食及生活习惯、竞争压力等原因,使人类疾病谱由传染病为主逐渐转向慢性非传染性疾病为主,如心血管疾病、恶性肿瘤、呼吸系统疾病等,而且这些慢性病治愈率低,预后差,需要定期检测疾病相关指标的变化,这也增加了IVD的刚性需求。

（4）城镇化、健康意识提升、"防未病"和医保政策:随着我国社会经济高速发展,城镇化日趋增加,卫生医疗条件改善和医疗水平提高,人们对健康体检及看病的需求越来越大,且随着国家医保政策的发展,社会对IVD产品需求也越来越多。

（5）其他:经过近30年发展,我国许多IVD产品质量已赶上,甚至超过国外同类产品,且价格便宜,每年出口量越来越多,同时国家支持国内IVD产业发展等,对IVD产品需求也增加。

3. 精准医学和科技创新促进IVD产业发展 未来是生命科学和精准医学时代,大量的个体化检测,尤其是基因检测对IVD相关产品需求会越来越大。由于医学检验技术发展与创新,IVD不断推出又快又好的新的检验技术（平台）、新的检验仪器、新的检验方法,如高通量技术、三代单分子测序、循环肿瘤细胞（circulating tumor cell, CTC）、微滴式数字PCR（droplet digital PCR, ddPCR）、质谱平台检测,以及微流控芯片的广泛应用及人工智能等技术,使得IVD产品的应用越来越广泛和深入。

4. 第三方检验和区域检验中心拓宽了IVD企业发展空间 IVD企业市场除了医院的检验科外,第三方检验和区域检验中心扩充了IVD企业的潜在市场。

三、体外诊断产品企业的职业岗位及发展

目前,医院检验科大部分检验项目都是依靠各种医学检验仪器进行检测,所用试剂和耗材都是由相关IVD企业生产或销售。因此,医学检验仪器、体外诊断试剂及耗材的生产、销售及售后服务等多个环节岗位,都需要一定数量的医学检验技术专业毕业生参与。

（一）IVD企业研发岗位

1. 岗位主要工作 研发岗位属于公司技术岗位,因为产品品质决定企业的生存,此岗位对于技术要求相对较高,待遇相对较好;同时研发岗位也是企业最重视的岗位,发展空间大,但挑战性也较大。主要工作是负责公司IVD诊断试剂产品研发与技术管理工作,负责对产品研发可行性进行研究,制订产品开发计划及工艺转化,并组织实施;负责新产品的立项评审、设计和实验方案评审及进度评估等;确立新产品的生产工艺规程和质量标准,相应的生产及检验操作规程等;协助注册部门完成IVD产品注册所需的研究资料;对公司内各个技术平台研发过程中疑难问题的攻关和协调。

2. 岗位对毕业生能力要求 从事试剂盒研发岗位,应具有扎实的物理学、无机化学、有机化学、分析化学、生物化学及医学免疫学等课程专业基础知识和医学检验技术专业理论知识;从事仪器设备研发岗位,应具有扎实的物理、数学、计算机、电子、电路及专业理论知识。在研发过程中会涉及查阅国内外文献、数据统计分析、实验规划及工艺验证等内容。因此,岗位人员需要具有较强的英文读写、文献检索和统计学处理能力。

（二）IVD 企业生产岗位

1. 岗位主要工作　主要从事量产,实现质量和时效性的目标。该岗位服务于企业生产流程和质量控制体系,包括操作生产线、提供人力完成生产需求、配合销售完成市场占有等。生产岗位是继研发之后正式量产投放市场而设定的工作岗位,大体分为设备生产和试剂生产两部分。设备生产岗对人员的专业要求不高,对熟练度要求更高,通常企业会在各个装配过程选用熟练的生产线工人。而试剂生产岗大部分都配备了智能设备,在专业性要求上侧重理化检测及检验试剂的性能测试,因此也是检验专业学生有竞争优势的工作机会。

2. 岗位对毕业生能力要求　要求毕业生责任心比较强,爱岗敬业,踏实肯干,具有较强的实践动手能力、执行力和组织协调能力。在校期间,学生除专业知识学习扎实之外,对于检验产品的质量标准和检测方法,以及企业管理相关知识,可以补充学习。

（三）IVD 企业实验室检测岗位

1. 岗位主要工作　在研发过程中对产品性能进行评价,或对产品进行抽检等。

2. 岗位对毕业生能力要求　专业知识扎实,尤其要掌握实验室比对、仪器、试剂盒评价、质量控制等方面知识,具有较强的操作动手能力,熟练掌握常用检验仪器使用、保养与维护。检测岗位工作稳定,对医学检验技术专业学生来说,能充分应用所学专业知识。

（四）IVD 企业市场推广岗位

1. 岗位主要工作　该岗位是以实现品牌宣传、市场占有和销售业绩提升为目标,完成本企业所生产或代理产品的推广营销,以及产品在客户端正式启用后的上量工作。该岗位需要整合企业内、外资源,洞察客户需求,适时组织包括科研、调研、对比试验、宣讲等不同类型的市场活动,形成项目解决方案;同时需要给客户提供专业的产品及技术服务,满足客户需求,促进销售成单。这类岗位用人标准相对较高,从业人员要对自己负责的产品(包括生产构造、性能特点、竞争优势、临床应用等)有全面深刻的理解。

2. 岗位对毕业生能力要求　该类岗位从业人员应具备本科及以上医学、医学检验相关专业或者 3 年以上检验行业产品应用、研发等从业经验。除此之外,还应具有良好的沟通能力、组织协调能力、学习创新能力、团队协作精神、时间管理和目标达成意识。总之,该岗位对从业人员的综合素质要求高,不仅要专业,还要能拓展。

此岗位未来可向专业技术路线发展,也可走向管理岗位。有此意向的学生,在校期间,除了尽可能提升自己的学历和专业水平以外,也应多方面提升自己的综合素质,培养自己的沟通、组织、协调和管理能力。

（五）IVD 企业营销岗位

1. 岗位主要工作　是指负责实际市场开拓、运作,直接面对客户及市场,对具体盈利或亏损承担直接责任的岗位。通过开展各类销售工作,包括但不限于产品讲解、专业交流、学术支持、竞争策略、商务谈判、维系客情关系等方式实现上述目标。营销岗位是企业非常重视的岗位之一,发展晋升空间大,能充分发挥和体现自己价值,出差机会比较多,能结交认识许多同行,扩大自己视野,提高自己为人处事能力和综合素质。

2. 岗位对毕业生知识、素质及能力要求　具有相应的产品专业知识,为人稳重、待人诚恳、高情商,语言表达、交流沟通能力强,综合素质比较高。另外,IVD 销售是需要有较长的积累沉淀周期,想要在 IVD 销售的路上有好的发展前景,必须制订中长期的职业规划,大学生可以持续关注行业发展,在业余时间了解各大企业的管理体系,制订自己在此岗位上的发展方向。

（六）IVD 企业质量管理岗位

1. 岗位主要工作　负责公司的质量管理相关工作,包括负责建立公司医疗器械经营质量管理体系,制定公司质量管理制度,并指导、监督、检查、改进质量管理制度的执行;负责收集医疗器械经营相关的法律法规等有关规定,实时动态管理;负责对医疗器械供货者、产品、购货者资质的审核,并建立所经营产品质量档案和目录清单;不合格医疗器械的确认,并负责医疗器械质量投诉和质量事故的调查、处理及报告;组织相关部门验证、校准相关设施设备,负责医疗器械不良事件的收集与报告,配合医疗器械召回的管理;组织对委托(受托)医疗器械第三方物流企业和运输承运方储运条件和质量保障能力进行审核;组织开展质量管理培训等等。

2. 岗位对毕业生能力要求 根据相关法律法规等要求,从事体外诊断试剂的质量管理人员应为主管检验师或具有检验学相关专业(包括检验学、生物医学工程、生物化学、免疫学、基因学、药学、生物技术、临床医学、医疗器械等专业)大专及以上学历或中级以上专业技术职称。故具备专业背景是质量管理从业人员的首要条件,除此之外,质量管理人员还应具备良好的学习能力、沟通表达能力和团队协作能力。

有此意向的检验专业学生,应专注于本专业,并加强学习医疗器械相关法律法规,关注行业动态和相关监管要求,同时也应提升自己的综合素养。

(七)IVD企业物流岗位

1. 岗位主要工作 负责IVD产品的贮存和运输(主要是冷链要求),按实际的工作流程,此岗位分别设置库管、配送、养护、验收等岗位。

2. 岗位对毕业生能力要求 该岗位从业者应充分熟悉,严格执行流程管理,对企业所经营的产品信息了然于胸,工作中做到工作留痕;该类岗位从业人员要求耐心、细致。对格式化和原则性强的工作有偏好的同学,也可以考虑该类岗位。在校期间,学生可以在提升专业知识的基础上,提高办公软件技能,培养细致度。

(八)IVD企业售后服务岗位

1. 岗位主要工作 此岗位分为仪器硬件工程师和应用工程师。硬件工程师的主要工作为检验仪器设备的安装、培训以及使用过程中的维修、维保服务。应用工程师的主要工作为检验仪器设备的操作培训,包括仪器的性能和原理介绍,参数设定与调整,操作、质量控制、保养与维护等培训;仪器及试剂盒在使用过程中出现问题后的处理等。售后服务岗位,尤其是在岗时间长,经验丰富的硬件工程师,属于稀缺人才。工作中积累的丰富知识使该岗位从业人员很容易转岗到销售、研发等岗位。

2. 岗位对毕业生能力特性要求 硬件工程师对于电子电路基础知识,IVD设备的基本原理,电路、气路、液路等是需要熟练掌握的。硬件工程师会经常遇到IVD设备的电路板故障,要有判断电路板问题所在和维修电路板的能力,需要有一定的逻辑思考能力。对于应用工程师来说,由于经常要培训上课,应具有较强的口头表达能力。

对于检验专业的学生而言,有定位职业路线在此岗位的同学,除了专业课的学习,应适当补充机械知识(可参考医疗设备、医学工程学相关)和检验结果质量认证的相关标准和验证方法,正式工作后将事半功倍。

(葛晓军 龚道元)

第四节 其他职业岗位

一、医院病理科

欧美国家将解剖病理检验和临床病理检验设置为病理科,而我国医院则分别设置病理科和检验科。目前,我国只有极少数医院病理科归属于检验科,多数医院均单独设置病理科。

病理科主要工作职责是对患者的活检和手术切除组织、脱落细胞和穿刺细胞等进行检查,以确定疾病的类型和性质,为诊断、治疗、预后判断以及查明死亡原因等提供重要的依据。病理科工作人员主要分为医生和技师,而医学检验技术专业毕业生可以从事病理检验技术工作,主要工作包括病理切片、染色、免疫组织化学、分子病理检验等技术工作。另外,5 年制具有医学学士的检验专业毕业生获得检验医师资格证书,并经过规范化专业培训者,可从事病理学的检查与诊断等工作。

二、企业分析检测实验室

自来水公司、食品厂、化妆品厂、药厂等企业分析检测实验室的工作岗位要求从业人员具有扎实的化学(包括无机化学、有机化学、分析化学)、生物化学、分子生物学、病原生物学、仪器分析等基本理论知识,具备较强的实验操作技能及仪器操作能力,掌握检测项目原理、操作流程、质量控制及结果分析等内容。医学检验技术专业毕业生则可以胜任理学、化学及病原生物学检验等实验室工作岗位。

三、公 务 员

1. 公务员定义和分类 公务员全称为国家公务员,是指在各级政府机关中,行使国家行政职权,执行国家公务的人员。公务员依法履行公职、纳入国家行政编制、由国家财政负担工资福利。公务员职位按职位的性质、特点和管理需要,划分为综合管理类、专业技术类和行政执法类等类别。

2. 公务员考试报考条件 公务员考试报考条件主要有:①具有中华人民共和国国籍,拥护中华人民共和国宪法。②遵纪守法,具有良好的品行。③年龄 18 周岁以上、35 周岁以下,全日制毕业的硕士研究生和博士研究生年龄可放宽到 40 周岁以下。④具有大专或大专以上文化程度。⑤具有正常履行职责的身体条件和符合职位要求的工作能力。⑥具有拟任职位所要求的其他资格条件。⑦法律、法规规定的其他条件。

3. 考试科目 公务员考试包括笔试(公共科目、专业科目)和面试(总分 100 分)。公共科目指的是行政能力职业测验和申论,其中行政能力职业测验考核与公务员职业密切相关的基本素质和能力要素,主要包括言语理解与表达、数量关系、判断推理、常识应用、资料分析等内容;申论是考核从事机关工作必须具备的基本能力的考试科目,主要包括阅读理解能力、综合分析能力、提出和解决问题能力、文字表达能力等。一些有专业技能要求的公务员岗位,需要进行专业科目笔试。

4. 报考公务员是毕业生一种就业选择 公务员考试不受次数限制,只要符合报考条件,并且考试时间上不冲突,均可参加。一直以来,我国公务员报考人数多,而录取人数少,竞争比较激烈。但对于医学检验技术专业毕业生来说,在报考各级卫生健康委员会、食品药品监管局、检验检疫局、公安局(法医)、海关等专业限制的公务员岗位上是具有优势的。有志于毕业后从事公务员工作的同学,需要有针对性地加强学习,提高综合素质,并提前做好备考工作。

四、灵活择业与创业

国家提倡大众创业、万众创新,并给予许多优惠政策支持大学生创新创业。因此,有一技之长的大学毕业生可以自由择业与创业。而毕业后有志于自由择业与创业的同学,在大学期间需要做好相关方面的准备。自由择业与创业应该从《全部经济活动国际标准行业分类》中选择合适自己的行业,需要根据自己的专业能力、兴趣爱好及自身优势等做出选择;如可从大健康产业中,选择合适自己的创业项目;选择前则需要进行可行性调查研究。

时间如流水,大学时光稍纵即逝。大学生应该充分利用时间,独立思考,刻苦学习,不断提高自己的综合素质,做一个有能力、有担当、有作为的大学生,毕业后成为合格的社会公民和合格的专业人才。

（林发全　龚道元）

第五节　医学检验技术专业学生职业生涯规划

一、职业生涯规划的制订

（一）遵循职业生涯规划的原则

医学检验技术专业学生在做职业生涯规划时除了要符合其清晰性、可行性、挑战性、动态性、连续性和长期性等基本特点外,还要遵循4个原则。

1. 择世所需,服务社会　职业岗位是随着社会历史的发展而产生的,每一个职业岗位的出现也都是社会发展的需要。大学生制订职业规划时,既要看到眼前的利益,又要考虑长远发展;既要考虑个人价值追求与他人的目标是否具有合作性与协调性,也要服从社会需要。只有把个人志向与国家利益、社会需求结合起来,规划才具有现实性和可行性,才能充分实现自己的职业理想。

2. 专业关联,优势发展　依据专业选择职业岗位是职业生涯规划的前提,在明晰医学检验相关就业岗位对个人能力素质要求的基础上,要善于寻找专业与兴趣的结合点,明确努力的方向和重点,拓展专业的深度与广度,把自己培养成为复合型人才。

3. 志趣结合,择己所爱　"兴趣是最好的老师",如果选择与自己职业兴趣吻合度高的工作,更容易发挥出自己的潜能,并体验工作的快乐。因此,我们在择业时,要尽量择己所爱、择己所长,只有找到自己的志趣所在,才能够找到隐藏在云间的那把梯子,步步迈向成功。

4. 审时度势,动态评量　职业规划应有明确的时间限制或标准,以便评判衡量,使自己随时掌握实际执行情况与预期目标之间的差距,辨识差距产生的原因——是不科学的目标制订,还是实践上的不足,或是外部环境发生了变化所致,从而根据具体情况及时调整、修正自己的设计,并保持各阶段具体规划与人生总体规划的一致性和连贯性。

（二）制订职业生涯规划的要素与方法

1. 要素　职业生涯规划的要素分为外部因素和内部因素,其中外部因素包括家庭情况、自身情况以及周边就业环境,内部因素包括个人能力、具备专业知识、自身性格爱好等。

一个有效的职业生涯规划必须是在充分且正确认识自身条件与相关环境的基础上进行的,即对"知己""知彼"有关情况进行综合分析并加以利用,以此确定自己的最佳职业生涯路线。

2. 方法

（1）正确认识自我:正确认识自我即"知己",就是要全面、深入、客观地分析和了解自己。常用5个"What"的归零思考模式评估,即大学生在进行职业生涯规划时,首先回答5个问题:我是谁? 我想干什么? 我能干什么? 我的职业支撑点是什么? 我最终的职业目标是什么?

（2）客观分析环境:相对于自我认识的"知己"过程,职业环境分析就是"知彼"的过程,主要评估环境因素对自己职业生涯发展的影响。分析当前社会环境、医学检验行业环境、医院检验科等相关单位组织环境和岗位环境的现状特点、发展变化情况,自己与客观环境间的关系,把握环境因素的优势与限制,明确环境对自己的要求,量化个人与岗位的差距,制订职业提升计划,改进不足,弥补短板。

(三)确定职业发展目标

大学生的职业发展目标是指大学生根据自身发展和社会需要,选择自我奋斗的目标和发展方向。合理可行的职业发展目标是制订职业生涯规划的关键,它不仅为大学生的未来发展指明方向,也可充分调动大学生的积极性、主动性和创造性。

1. 确定职业发展岗位 医学检验技术专业学生应结合专业相关就业岗位,合理制订短期目标(1~2年)、中期目标(3~5年)、长期目标(5~10年)和人生目标。短期目标服从、服务于中期目标,长期目标服从、服务于人生目标。人生目标的实现就是靠一个个短期小目标的实现,从而发生由量变到质变的升华。

2. 确定职业生涯路线 职业生涯路线也称为职业发展策略,是指为达成职业发展目标所选择的道路。确立职业方向只是表明未来希望从事的职业范围,但在这个范围内做什么,做到什么程度,还需要进一步明确。基本的职业发展路线通常包括以下几种类型:专业技术型、行政管理型、市场销售型和自主创业型。不同的路径有不同的实施计划和行动方案。

一般来讲,职业生涯路线的选择须考虑三个问题:我想往哪一路线发展?我能往哪一路线发展?我可以往哪一路线发展?回答上述三个问题,是对"知己""知彼"有关情况进行综合分析并加以利用的过程,以此确定自己的最佳职业生涯路线。

二、职业生涯规划的评估与反馈

职业生涯是一个持续动态的过程。职业生涯受社会环境的变化、个人能力的成长等主客观因素的影响,我们必须对职业生涯规划进行动态管理,适时对规划的内容和成效进行评估,并根据实际情况对相关内容加以修正调整,保证职业生涯健康顺利发展,最终实现人生职业理想。

职业生涯规划的评估与反馈是大学生对自己和社会不断认识的过程,也是使职业生涯规划更加有效的必要手段。现实生活中,职场成功人士的职业选择往往不是一次精心设计的结果,而是在实践中探索、在总结中提炼、在发展过程中形成、逐渐清晰并最终确认的人生选择。

(阮 杰 高春艳)

思 考 题

1. 临床实验室主要任务是什么?临床实验室人员职称分哪几级?

2. 医院实验室按专业分哪几个科室(组)?实验室人员按管理层次分哪几类?

3. 医学检验技术专业毕业生就业方向及岗位有哪些?

4. 何谓独立临床实验室?独立临床实验室有哪些岗位?

5. 体外诊断企业可以为医学检验技术专业毕业生提供哪些就业岗位?

6. 参加国家、省或市公务员考试要考哪些科目,每个科目考查哪些内容?

7. 制订职业规划的原则和方法有哪些?如何实施职业规划?

第八章

医学检验技术专业学生升学指导

第一节　概　　述

一、硕士研究生分类

我国医学检验硕士研究生培养始于 1978 年,由卫生部临床检验中心叶应妩教授招收我国首批医学检验技术专业硕士研究生。1986 年开始临床检验诊断学专业硕士研究生教育。研究生教育作为国民教育序列中的高等教育,分为硕士研究生和博士研究生两个层次。目前我国硕士研究生种类比较多。

1. 按培养方式　分为全日制硕士研究生和非全日制硕士研究生。二者录取方式相似,均应符合国家研究生招生规定,通过研究生入学考试或国家承认的其他入学方式,被具有开展研究生教育资格的高等学校或其他教育机构录取。其中全日制研究生在基本修业年限或学校规定年限内,需全脱产在校学习。非全日制研究生在学校规定的修业年限(一般应适当延长基本修业年限)内,在从事其他职业或者社会实践的同时,采取多种方式和灵活时间安排进行非脱产学习。

2. 按录取类别　硕士研究生录取类别分为非定向培养和定向培养。定向培养的硕士研究生在被录取前已经与招生单位、用人单位分别签订定向就业合同,定向培养的硕士研究生毕业后须履行合同,回定向单位就业。非定向培养硕士研究生在录取时不确定未来的工作单位,不与培养单位签订协议,毕业后不限制就业方向,实行自主择业,双向选择。招生单位及所在地省级毕业生就业主管部门将负责办理相关手续。

3. 按培养类型　分为学术型硕士研究生和专业型硕士研究生。学术型硕士研究生更为偏重深层专业知识和强化基础理论的教育,主要为培养高层次学术研究型人才,毕业后主要从事教学和科研类工作。专业型硕士研究生注重培养学生综合素养以及提高应用知识的能力,更注重实践学习,以培养实践与学术俱佳的高层次应用型人才为主。两种类型在申请条件、专业分类、学习方式、教学内容、授予学位的标准和要求等各方面均有不同。

4. 其他　同等学力研究生是通过同等学力方式,免试入学,边工作边学习研究生课程,学完课程并修满学分,通过院校结业考试,颁发结业证书;符合申请硕士学位条件的学员,报名参加全国统一的外语和综合学科考试,考试一般在每年 5 月份进行。考试成绩合格并通过论文答辩后,由授权院校授予硕士学位,获得硕士学位证书。一般获得学士学位 3 年以上的本科毕业生可以报名,申请人须通过"全国同等学力人员申请硕士学位管理工作信息平台"进行注册,并按要求向目标院校递交报名申请表、身份证复印件、学历及学位证书复印件、证件照等材料,通过院校研招办审核录取,录取后即可参加专业课程学习。

二、报考研究生的缘由

医学检验技术专业学生考研率逐年升高,其考研理由多种多样,主要归纳为3个方面。

1. 提升专业技能和学术水平,为个人发展奠定基础　本科教育是各专业领域的入门教育或启蒙教育,开设的课程大多比较基础和宽泛。而研究生学习是对某一领域或某一专业方向的深入学习,需掌握更深更精的专业知识和技术,更清晰、准确和深刻地认识和理解本专业方向,培养自身在本专业领域进行学术研究和技术开发的能力。研究生教育的重点在于配备专门的指导老师,培养学生的科研思维和科研能力,通过学习导师的科研思维与科研方法,参与科研设计与科学实验,撰写课题标书、学位论文等,快速提高自己的科研能力和专业水平。

硕士研究生毕业后还可以继续在国内外攻读博士学位,进而从事博士后研究。医学检验高级人才的需求多,研究生毕业后出国深造或工作的机会大,多阶段的学习和工作经历可为个人发展奠定坚实的基础。

2. 满足兴趣,追逐梦想　"兴趣是最好的导师",因为兴趣,所以专注;因为专注,所以专业;因为专业,所以高能;因为高能,所以高就。我们在阅读诺贝尔奖得主的故事时,感受最深的就是他们对专业的挚爱。只有热爱自己的专业,才能做出非凡的成绩。报考研究生尽量选择自己感兴趣的专业及方向,在自己感兴趣的专业方向或领域进行更系统的学习、深层的探索和深入的研究;追逐自己的兴趣,展现自己的才华,实现自己的梦想。除此之外,研究生学习期间的导师,都在自身的专业方向或领域有一定的建树和成就,正所谓名师出高徒,名师的点拨加上浓厚的学习兴趣,使学生早日实现梦想。

3. 丰富阅历,提振信心　高校有丰富的学习资源以及高层次人才资源。在研究生学习的过程中不仅可以学到更多的专业知识,提高专业技能和学术水平,同时可以提高自身适应不同环境的能力,结识更多的良师益友,使你在从事的专业领域得心应手,取得辉煌成就,提高自身的自信心。同时,考研的过程也是挑战自我的过程,可以磨练意志,在克服重重困难后实现自我成长,是人生难得的财富与阅历。

（李　琪　张晨光）

第二节　研究生的录取流程与应考指导

一、录 取 流 程

（一）研究生报名与填报志愿

硕士研究生招生考试既是国家选拔高层次创新人才的重要途径,也是大学生提升学历、提高就业竞争力的重要手段。硕士研究生招生录取的流程包括报名、初试、复试、政审和录取五个主要环节。报名是研究生招生的第一个环节。

大学生应对照招生管理规定、拟报考招生单位的招生简章及相关业务条件要求,审核本人是否符合报考条件,然后查看各招生单位发布的招生专业目录,根据个人兴趣和条件确定拟报考的招生单位及专业。

1. 报名条件

（1）中华人民共和国公民。

（2）拥护中国共产党的领导,品德良好,遵纪守法。

（3）身体健康状况符合国家和招生单位规定的体检要求。

（4）考生学业水平必须符合下列条件之一：①国家承认学历的应届本科毕业生（含普通高校、成人高校、普通高校举办的成人高等学历教育等应届本科毕业生）及自学考试和网络教育届时可毕业本科生。考生录取当年入学前（具体期限由招生单位规定）必须取得国家承认的本科毕业证书或教育部留学服务中心出具的《国（境）外学历学位认证书》，否则录取资格无效。②具有国家承认的大学本科毕业学历的人员。③获得国家承认的高职高专毕业学历后满 2 年（从毕业后到录取当年入学之日，下同）或 2 年以上的人员，以及国家承认学历的本科结业生，符合招生单位根据本单位的培养目标对考生提出的具体学业要求的，按本科毕业同等学力身份报考。④已获硕士、博士学位的人员。

2. 填报志愿

（1）报名时间与程序：每年全国硕士研究生填报志愿一般在 9 月下旬到 10 月下旬。考生登录"中国研究生招生信息网"，按教育部、省级教育招生考试机构、报考点以及报考招生单位的网上公告要求报名。报名一般分为网上咨询、预报名、正式报名、现场确认和打印准考证等过程。

（2）报考地区：考研报考地区总体分为 A 类地区和 B 类地区两大类：A 类地区包括北京、天津、上海、江苏、浙江、福建、山东、河南、湖北、湖南、广东、河北、山西、辽宁、吉林、黑龙江、安徽、江西、重庆、四川、陕西 21 个省（市），B 类地区包括内蒙古、广西、海南、贵州、云南、西藏、甘肃、青海、宁夏、新疆 10 个省（区），通常 B 类地区的国家线要比 A 类地区的国家线低 10 分左右，英语单科国家线一般 B 区比 A 区低 3～5 分。

（3）报考学校：国内高校按照总体办学水平层次划分，包括一般性院校、双一流建设高校等，考生应根据自身兴趣、职业规划、实力水平等因素综合考虑选择考研学校。

（4）报考专业：选择专业、方向、院校和导师至关重要。考生平时可以通过在校老师、正在读研究生的师兄师姐、在其他院校读书的亲戚朋友和同学、各研究生招生单位的网站，了解、查阅各院校历年的招生专业、招生导师及招生数量等，根据自己的兴趣、水平以及以往研究生录取情况和社会评价等，理性选择适合自己的院校、专业和导师，从而提高录取的成功率。填报的专业只可报考一个招生单位的一个专业。对口的一级学科及专业主要有：

1）一级学科为临床医学的专业：报考的专业有临床检验诊断学。4 年制医学检验技术专业毕业生只能报考学术型研究生，毕业后可授予医学硕士学位。

2）一级学科为医学技术的专业：报考的专业有医学检验技术、医学实验技术、病理学技术、卫生检验与检疫等，研究生毕业后授予医学或理学硕士学位。2022 年，教育部发布了《研究生教育学科专业（2022 年）》，医学技术改为专业型硕士研究生。

3）一级学科为基础医学的专业：可报考的专业有免疫学、病原生物学、生理学、病理学与病理生理学等专业，毕业后授予医学硕士学位。

4）一级学科为生物学的专业（一般在生命科学学院或生物学系）：可报考的专业有生物化学与分子生物学、微生物学、细胞生物学、遗传学、发育生物学、生理学等专业，毕业后授予理学硕士学位。

5）其他：根据各院校招生简章条件容许可以报考的其他专业如英语、证券分析、经济类、管理学、教育学等。

（5）报考方向：临床检验诊断学和医学检验技术的报考方向主要有生物化学检验、免疫学检验、微生物学检验、血液学检验、寄生虫学检验、分子生物学检验等。

（6）报考导师：选择导师前，考生应考虑自己的读研目的、导师的擅长方向，以及双方的感兴趣点，及时跟导师交流和沟通。

（二）研究生初试

初试方式分为全国统一考试（含联合考试）、单独考试和推荐免试。全国统一考试初试由国家统一组织，一般在每年12月，既有全国统一命题的统考科目，也有部分招生单位自命题科目。单独考试由具有单独考试资格的招生单位进行。推荐免试是指依据国家有关政策，对部分高等学校按规定推荐的本校优秀应届本科毕业生，及其他符合相关规定的考生，经确认其免初试资格，由招生单位直接进行复试考核的选拔方式。

1. 全国统一考试　全国硕士研究生统一入学考试一般包括英语、政治和专业或专业基础综合三科或三个模块。考试时间一般在每年12月最后一周的周六、周日。一般周六上午考英语，周六下午考政治，周日上午考专业或专业基础综合。综合总分300分。综合考试涉及课程及题型因报考学校或专业不同而不同，一般考核2~5门课程。

（1）全国统一命题西医综合：部分招收临床检验诊断学或基础医学各专业硕士研究生的单位与临床医学专业硕士研究生考试共一套试卷。试卷内容结构为：生理学约14%，生物化学约12%，病理学约12%，内科学（含诊断学）约33%，外科学（含骨科学）约23%，临床医学人文精神约6%。

（2）联盟西医综合：有些单位联合命题或者招生单位单独命题。

（3）招生单位单独命题综合科目：各招生单位自己单独命题，涉及课程一般2~5门，学校、专业不同，课程及题型不一样。

2. 单独考试　单独考试的报名、考试的时间、流程与统考相同。考生须取得大学本科学历后连续工作4年以上、业务优秀且已经发表研究论文或已成为业务骨干，经所在单位同意后，由两名具有高级专业技术职称的专家推荐，毕业后定向本单位就业。考试科目由招生单位单独命题、委托其他招生单位命题或选用全国统考试题。进入复试的初试成绩要求由招生单位依据教育部有关政策自行确定。

3. 推荐免试　推荐免试分为推荐和接收两个阶段。推荐工作是由具有推荐资格的高校按规定推荐本校优秀应届本科毕业生及其他符合相关规定的考生，一般于每年9月25日前结束。接收工作由招生院校完成。招生院校初审考生申请材料，确认考生的免初试资格后，再组织复试考核；复试一般包括笔试和面试，根据复试成绩择优确定接收考生；拟接收的考生在教育部规定的研究生统考报名时间内履行正式报名手续，未办理正式报名手续者不能被录取。接收录取工作于每年10月25日前结束。

（三）研究生复试与调剂

复试是指初试成绩达到国家、院校要求的考生在规定的时间内到报考院校参加院校和专业组织的考试。调剂是指初试成绩达到国家规定的分数线而没有达到招生院校最低分数线或达到招生院校最低分数线而没有被第一志愿录取的考生，在符合其他院校复试要求的前提下填写调剂志愿，申请参加第二志愿招生院校的复试。复试、调剂时须注意下列2点。

1. 调剂计划　一般院校某专业上线人数小于招生人数才可以有调剂计划。因此，填报的调剂志愿必须是招生单位设置缺额的专业。初试科目与调入专业初试科目相同或相近，其中统考科目原则上应相同；调入专业需与第一志愿报考专业相同或相近。因此，与本专业相关的专业也可以纳入考虑填报调剂志愿的范围，如医学检验技术专业可以调剂到基础医学（免疫学、病原生物学、生理学、病理学与病理生理学等）、生物学（生物化学与分子生物学、微生物学、细胞生物学、遗传学）等相关专业。调剂计划可通过中国研究生招生信息网或每个学校研究生招生网以及与各学校招生办联系获取有关信息。

2. 调剂考生　参加调剂的考生，见于以下3种情况：①由于招生计划的限制，报考志愿学校的专业上线人数多,有些考生虽然达到分数线,但由于分数相对较低,不能参加复试。②考生报考的是 A 类地区的院校,但初试总分数没有达到 A 类地区分数线而达到了 B 类地区的分数线,或者总分达到了 A 类地区,某一单科成绩没有达到 A 类地区分数线而达到了 B 类地区分数线。③参加了复试没能被录取的考生。对于以上考生,需要尽早在中国研究生招生信息网浏览哪些院校、哪些专业可以接收调剂,考生可在规定的时间内在网上填报调剂志愿。

(四)研究生政审

复试成绩和体检都合格以后,报考院校会向拟录取的考生所在的院校或单位发送政审通知书,同时还会调取学生个人档案,此为政审。政审是为了保证入学新生政治素质优良而进行的思想政治审查。思想政治审查内容包括考生的政治态度、思想表现、工作学习态度、职业道德、遵纪守法等方面。政审工作可采取"派人外调"或"函调"的方式。函调的证明信须由考生本人档案所在单位政治工作(或人事)部门签署意见并加盖印章。考生如果没有违法乱纪等严重的政治错误,政审一般都会合格。

(五)研究生的录取

院校根据考试的初试成绩、复试成绩、体检、政审等而确定是否予以录取(复试后是否录取,学校尤其是导师有比较大的自主权),其中体检工作由招生单位在复试阶段组织进行。政审和体检合格者,录取通知书约在 6 月底或 7 月初寄送给考生本人。

(六)其他注意事项

1. 研究生学习学费、奖学金与助学金　不同院校、不同专业硕士研究生学费不同,国家规定硕士研究生每年学费一般不超过 8 000 元。各高校和科研院所均有各种各样的助学金和奖学金,不同招生单位的助学金和奖学金项目不一样,金额也相差较大(具体情况同学们可以进入各个招生单位的研究生招生网查阅),大部分院校大多数研究生在校期间所获得的助学金和奖学金的总额不仅可以支付学费,还能支付本人基本的生活费。

2. 高职高专毕业生报考研究生有关政策　目前,高职高专毕业生可以报考研究生,但是部分院校对专科生存在特殊要求和范围限制,并需要加试。专科生考研限制主要有以下 4 种:①高职高专毕业后参加工作满两年,部分可能需要有五年及以上的工作经历。②在省级或国家核心期刊上发表相关学术论文,或取得相关专利、奖项等。③若研究生初试成绩合格,须加试两门本科主干课,成绩合格方可录取。④通过大学英语四六级考试。第一条为专科生报考基本要求,后三项多少都对专科生有所设限,各院校对以上条件要求不同。

(陈　鑫　袁仕善)

二、应 考 指 导

(一)研究生备考指导

大学生要树立远大理想和正确的人生目标,对于拟报考硕士研究生的大学生,需要提前准备,制订一套科学可行的学习计划,充分利用课堂教学环节和业余时间,注重学习质量和效率,为梦想和目标执着追求。

1. 制订学习计划

(1)全面制订学习计划:硕士研究生招生考试多安排在第 7 学期末,本科生可以利用近 3 年半的时间积极准备硕士研究生招生考试。本科新生一入学就要做好考研规划,充分利用前 3 年的时间强化英语听说读写练习,夯实专业课程,合理安排课程学习、科研训练、社会实践、运动和休闲活动;在第 6 学期初有针对性地浏览拟报考院校历年的招生简章,了解考试科目与范围,开始英语和专业课程的第一轮复习;在第 7 学期初仔细阅读目标院校的招生简章,分析考试科目和考试大纲的变化,快速高效地复习英语、政治和专业课程,系统完成各科目的复习和模拟测试,精心备考。

（2）制订短期和长远学习计划:结合专业要求和个人发展,制订长远计划和目标任务,将目标任务按时间分解,做好短期安排并按期完成各项任务。长远计划明确而宽泛,短期行动具体而细致,长远计划和短期行动的有机融合将推动个人能力的全面提升。

（3）制订切实可行的学习计划:学习计划应切合实际,具有可操作性和可度量性。根据自己的习惯、方式和能力,在合适的时间内安排适当的内容,留有弹性时间,以便能及时调整计划。切忌目标过高过大而超出自己的能力范围,难以在有限的时间完成,导致内心产生挫败感而丧失信心,使计划流于形式,毁于一旦。学习计划要因地制宜,因人而异。

（4）及时反馈与调整计划:建立计划追踪机制,计划执行到一定阶段或结束时,应进行分析和总结,反馈计划实施和任务完成情况,发现问题和困难,及时修订与调整计划,查漏补缺,改进学习进程,以期顺利完成任务并达到学习目标。

2. 落实学习计划

（1）合理利用时间以达成既定目标:本专业课程多、课时少、操作性强,学习任务繁重,建议大学生在校学习期间,合理安排并有效利用时间,养成预习、听课、复习和总结归纳的良好习惯,充分利用课堂授课环节,集中精力认真听讲和消化吸收理论知识,熟练掌握各项操作技能,课余时间及时复习和预习,周末进行阶段性总结,在规定时间内完成既定的任务。

（2）积极进取并保持健康的心态:大学生应保持积极、乐观、自信的生活态度,克服消极心理,勇于面对各种挫折、困难和挑战,激发探索与创新热情,善于自我排解和疏导,及时找寻有效的应对方法,养成开拓进取的优良品质,勤奋钻研,积极进取,朝着既定目标勇毅前行和不懈奋进。

（3）充分了解硕士研究生招生考试制度:在硕士研究生入学考试前的半年或一年,同学们要认真研究拟报考院校的招生简章,了解考试科目、大纲、题型和历年真题,制订切实可行的学习计划,尽早复习备考。硕士研究生入学考试不仅要求总分达到国家线,英语、政治、综合等单科成绩也要达到国家线,各科考试都不容轻视。

综合科目内容与专业相关,考试内容繁多,总分为300分,是考生提高总分的关键一项。各院校综合科目可有不同,一般包括生物化学、生理学、病理学、诊断学、内科学和外科学等,或者是生物化学检验、微生物检验、免疫学检验、分子生物学检验、临床检验基础、血液学检验等专业课程。新课程学习过程中注重专业基础课和检验技术专业课的学习,夯实专业基础理论和专业技能,以便考研时能根据自己的目标定位和学习兴趣顺利选择自己心仪的院校及专业。

第6学期开始考试综合科目的复习。综合科目考试一般以选择题为主,知识覆盖面广,考生应针对报考院校,了解考试书目、大纲、题型等,认真研读教材,梳理知识点,加深对专业知识的概括、理解和记忆,力求融会贯通。也可以购买学习指导书,结合历年真题和模拟试题进行强化练习,查漏补缺,加深印象,掌握知识点,做到胸有成竹。

3. 正确处理好毕业实习与考研复习之间的关系　毕业实习是实践教学的必需环节,是连接基础和临床的桥梁,是理论知识的延续、补充和发展,能加深对课本知识的理解与应用,是学生积累临床工作经验、培养服务意识及提高沟通交往能力的必要过程,也是毕业生成为合格专业技术人才的必备环节。

医学检验技术专业一般在第6学期末(约第5~7月)开始实习,研究生入学考试初试时间一般在12月底,毕业实习与考研复习冲刺同时进行,所以势必出现考研与实习的时间之争。如果前3年没有积极准备,在了解到医院就业要求和本科生就业困难时再临时准备考研,可能出现实习和考研都不理想的结果。所以,大学生要善于合理安排时间,制订目标任务。白天在岗实习期间,全力以赴完成实习任务,晚上和节假日有计划、有重点、有方法地进行认真复习,准备考研。成功永远属于那些有目标、有计划、有方法、有落实且持之以恒的人。

(二)研究生应考技巧

研究生入学考试除需要提前认真复习外,掌握应考技巧也非常重要,包括初试应考技巧和复试应考技巧。

1. 研究生初试应考技巧 研究生入学初试成绩超过国家线并达到报考院校复试划线分数才有机会进入复试环节。因此,研究生初试至关重要,考生应高度重视。考前几天,适当放松身心,确保睡眠充足、营养均衡,以最佳的状态应考;熟悉考场及交通状况,确保按时到达考场;提前准备考试用具,备齐各种证件与文具。考试时,按要求准确填涂各种信息,谨慎审题,把握做题速度,先易后难,尽可能写满;交卷前再次确认自己填写的个人信息是否正确。

2. 研究生复试应考技巧 不同院校,复试的科目和内容不同。考生完成初试后,不管成绩如何,应根据报考院校的专业及研究方向,查询复试要求,如复试科目、内容及其占比和复试的方式方法等,积极准备复试。要了解导师的研究方向和内容,提前联系导师,了解招生情况。复试时,考生最好提前到达复试地点,熟悉情况,做好复试前的准备工作。若为线上复试,应及时关注报考院校官网发布的具体复试时间和网址,提前准备好复试的场地和设备。

(1)综合素质面试:包括个人情况介绍、英语口语和听力、专业问题和社会热点,甚至生活趣闻等。多数院校比较重视考查考生的综合素质,如语言表达能力、沟通交流能力、团结协作能力、临场应变能力、创新性思维和处理问题的思维方式等。综合面试前,考生提前准备一段中文或英文的自我介绍,简洁明了,扬长避短,表达清晰流利;熟悉导师的研究领域、方向和研究成果,了解该领域、专业方向的动态和前沿研究进展等,以便针对专业问题表达自己的关注点、兴趣和见解想法,介绍大学期间参加的科研项目、熟练掌握的科研实验技术、发表的科研论文和已获得的科研成果。面试时,应衣着整洁、仪表庄重、大方得体,面带微笑,沉着自信。回答问题时,应谦虚谨慎,口齿清晰,表述清楚,逻辑分明。面对难题或自己不熟悉的问题如实说明,表示今后将认真学习。

(2)英语水平测试:包括笔试、口语和听力测试等。笔试一般为卷面测试,与初试考试卷类似,一般为综合性试题,能反映学生的真实英语水平。口语和听力测试一般选取1篇与专业有关的英文文献,挑选出其中1个段落,让考生在有限的时段内阅读和翻译,而后评委用英文提问,考生现场英文回答。

(3)专业基础和专业知识测试:不同院校,复试的科目和内容不同,可以通过招生简章查询。大多院校在国家线公布不久就进入复试环节,考生初试结束后一定要根据报考院校提供的考试科目和参考书目尽快开始复习,做到有备无患、心中有数。

(张晨光　袁仕善)

第九章
临床实验室安全、质量及信息管理

第一节　临床实验室安全管理

一、临床实验室主要危害源

临床实验室是医疗机构危害源最集中的场所,管理不善易引起危险事件的发生;临床实验室也是检验人员的工作场所,难免会接触危险化学品、电、火及电离辐射等,若操作不当可引发爆炸、火灾等安全事故。因此,学习临床实验室安全知识和加强临床实验室安全管理至关重要。

（一）生物危害源

1. 基本概念

（1）生物因子(biological agent):特指能引起感染、中毒或过敏的所有微小生物体和生物活性物质,包括经基因修饰、细胞培养和寄生于人体的微小生物或生物活性物质。

（2）病原体(pathogen):是指能使人、动物和植物致病的各种微生物的统称,包括细菌、病毒、真菌、立克次体、支原体和寄生虫等。

（3）生物危害(biohazard):是指生物因子对环境、社会及生物体的健康造成的危害。

（4）气溶胶(aerosol):是指固体或液体微粒悬浮于气体介质中所形成的相对稳定的分散体系。其中的气体介质称为分散介质,通常为空气;固体或液体微粒称为分散相,成分复杂,大小不等,一般直径为 0.001～100 μm,是气溶胶研究的对象。气溶胶产生于液体或半流体的开启、摇动、倾注或搅拌的过程中,其内含有生物因子,存在着生物危害。

2. 生物危害源　是指来自患者标本中的病原微生物或其他生物因子,包括细菌、真菌、病毒和寄生虫等。血液、尿液、粪便等患者标本,可能含有各种病原体,样本处理和检验过程中稍有不慎就会造成实验室相关感染。实验室相关感染常见途径有吸入气溶胶、锐器刺伤、标本溢洒、动物咬伤或抓伤等。

3. 生物安全管理　加强实验室生物安全管理的措施和办法主要包括以下5个方面。

（1）建筑设计、布局、环境和设施等应符合国家和行业有关的标准和要求:实验室应按照生物防护级别配备必要安全设备和个人防护用品,如生物安全柜、洗眼器、紧急喷淋装置、离心机安全防护罩、面屏、眼罩、口罩、帽子、工作服、手套等。

（2）建立生物安全管理组织:临床实验室应配有安全管理负责人及生物安全管理员,负责实验室的生物安全管理,定期检查生物安全规定落实情况,并对实验室设施、设备、材料等进行定期检查、维护和更新,以确保其符合国家生物安全标准。

（3）制定生物安全管理规章制度:如实验室准入制度、人员培训制度、仪器设备使用及管理制度等。

（4）制定生物安全标准化操作规程并严格遵守：制定覆盖检验全过程的标准生物安全操作规程，包括检验前的标本采集与转运、检验中的各项实验操作和检验后的实验室清洁、消毒、废弃物处理等；工作人员应严格遵守实验室生物安全操作规程，如进入实验室需要穿符合规定的工作服、按要求戴口罩、手套或换工作鞋等，操作时严格按生物安全有关规定进行，实验后要消毒、洗手等。

（5）废弃物处理：严格按照《医疗废物管理条例》《医疗卫生机构医疗废物管理办法》《医院器械监督管理条例》《医疗废物分类目录》《一次性使用无菌医疗器械监督管理办法》和《临床实验室废物处理原则》等法律法规执行，防止二次污染。①感染性废物置于黄色专用袋或有"生物危害"标识的垃圾桶内，生活垃圾置于黑色专用袋内。②利器（如针头、小刀或玻璃等）应直接置于耐刺、防漏容器内，进行无害化处理。③处理感染性或有潜在危害的废物时，必须穿防护服和戴手套。处理含有利器的感染性废物时应戴好防刺破手套。④对有多种成分混合的感染性废物，应按危害等级最高级别处理。⑤废弃物应置于密封、防漏包装物或容器中并安全运出实验室，盛装医疗废物的包装物、容器外面应有警示标识。每天于规定时间将废弃物交由废弃物处理部门统一处理。清运与交接均应严格记录。⑥有害气体、污水、废液等均应经无害化处理后排放，动物组织和尸体的处置应按国家相关要求执行。

（二）化学危害源

1. 化学危害源　是指临床实验室所使用的危险化学品，主要包括易燃易爆化学试剂、腐蚀性化学试剂及有毒有害化学试剂等，常见的危险性化学试剂见表9-1。危险化学品可以通过皮肤、黏膜接触，以及通过呼吸道吸入、消化道摄入、针刺或注射等方式侵入机体，危害机体某个或多个组织器官，如皮肤和黏膜组织、血液、肺、肝脏、肾脏等，导致机体局部或全身症状，甚至致畸或致癌。

表9-1　常见的危险性化学试剂

危险性	常见化学物质
易燃性	甲醇、乙醇、乙醚、邻联甲苯胺、苯、苯胺、苯甲醚、丙酮、草酸等
易爆性	叠氮化合物、高氯酸、苦味酸、苦味酸盐、硝基苯、乙醚等
腐蚀性	硫酸、盐酸、乙酸、三氯乙钠、苯酚钠、磷酸等
有毒性	氢氧化钠、氢氧化钾、氯化汞、氯化银、硝酸汞、重铬酸钾、铬酸、甲酸、三氧化二砷、乙醛三氯甲烷、二甲苯等

2. 化学危害源的管理　检验人员经常接触危险化学品，因此，加强化学危害源的安全管理是至关重要的。

（1）化学危害源的防范原则：①制定临床实验室危险化学品的使用和管理制度。②实验室工作人员要熟知常用试剂的理化性质，如试剂的毒性、挥发性、溶解性等。③保护好试剂瓶上的标签，分装或配制试剂后应立即贴上标签。④严格按安全操作规程进行实验操作，如取试剂时瓶塞应按要求放好，取用后立即盖好，取用强碱后的小勺应立即洗净等。⑤打开易挥发的试剂瓶时，瓶口不能对着面部。⑥操作有毒、易燃、易爆化学试剂的实验必须在通风橱中进行，并采取必要的防护措施，反应物必须倒入指定废液缸内，由专人处理。⑦对不相容性的化学试剂，操作、贮存或废弃时注意避免相互接触，以免发生爆炸或失火等。

（2）分类贮存危险化学品：为保证实验室工作的安全有序，化学危险品应分类贮存。具体要求：①易燃易爆化学品与易产生火花的设备应隔离放置。②金属氧化剂要置于阴凉处。③压缩气体和液化气体应避免日晒，不能放置于热源附近。④易燃品库房应阴凉干燥、通风散热。⑤有毒物品应锁在铁柜或保险箱内，由两人负责保管，取用时需两人在场。⑥腐蚀性试剂应贮存于具有抗腐蚀材料的架子上。⑦放射性物品的存放应远离生活区，于专用安全场所贮存。

（三）物理危害源

1. 电危害

（1）常见原因：电的危害包括直接电危害和间接电危害。直接电危害是由用电不规范或操作不当导致的用电事故，可造成人员伤亡或电器损毁。间接电危害可由用电不规范导致火灾等事故发生。常见引起电危害的原因有：①电器、电线老化或破损。②超负荷用电。③电源无接地系统或接地系统不完善。④电器中未配备断路器或漏电保护器。⑤仪器设备长时间处于待机状态。⑥实验室电源与仪器设备的电源不匹配或产生静电等。

（2）用电安全管理措施：①电器设备与电路中配置断路器和漏电保护器。②所有电器设备均应使用三相插头并接地。③定期检查所有电器设备，及时更换老化电器、电线及插座等。④易燃易爆场所应穿戴防静电工作服、鞋和手套。⑤高压带电体应有屏蔽措施，以防感应产生静电。⑥进入实验室前应徒手接触金属接地装置，以消除人体从外界带来的静电。

2. 火的危害

（1）常见原因：实验室不可避免地会接触到火或发生起火，火会给安全带来一定的危害。火灾不仅可危及工作人员、患者及其他到访者的人身安全，而且还会对仪器设备造成不同程度的损坏，严重者还可导致毁灭性损害。实验室发生火灾的常见原因有：①酒精灯使用不当。②电线老化。③超负荷用电。④易燃易爆物品贮存、使用、处理不当。⑤不相容的化学品未正确隔离。⑥在易燃物品或蒸汽附近放置有能产生火花的设备。

（2）防火管理措施：①制定消防安全制度和消防安全操作规程，配备齐全的消防器材和消防监测与报警系统。②规范使用酒精灯及其他仪器设备。③保障用电安全。④在使用或存放可燃材料的实验室内配备自动烟雾和热量探测报警装置。⑤实验室内要有"禁止吸烟"标识。⑥工作人员下班前切断仪器设备的电源。

3. 电离辐射的危害

（1）常见原因：电离辐射引起的生物效应包括一系列生物和化学变化，随着吸收剂量的增加，机体先通过代偿机制修复而不出现任何感觉异常，失代偿后可出现组织、器官功能改变，剂量继续增加，可导致结构改变，危害机体健康，严重者可诱发癌症或畸形。

（2）电离辐射危害的管理：实验室电离辐射危害的管理措施：①相应实验室门口应有门禁系统和明显警示标识。②培训相关工作人员，使其安全使用危险材料。③尽量减少工作人员辐射暴露时间，缩短放射性废物处理周期，增加操作人员与辐射源的距离。④多种方式屏蔽辐射源。⑤降低空气中放射性核素的浓度。⑥用非放射技术替代放射性核素技术，或使用穿透力或能量最低的放射性核素。

4. 噪声的危害

（1）常见原因：实验室的设施设备在运转过程中会产生一定的噪声。长期、过度暴露于噪声环境会对工作人员的身心健康造成损害，如听力损害、心血管系统损害（高血压、冠心病等）、消化系统损害（消化不良、食欲缺乏等）和神经系统损害（焦虑、烦躁等）。

（2）噪声危害的管理措施：①合理规划实验室并采取控制技术，如控制声源、中断传播途径（在嘈杂仪器周围使用隔音罩或屏障等）及个人保护（戴耳罩、耳塞、耳棉等）。②对临床实验室运行环境定期进行噪声检测与评估,一般建议噪声应低于75dB。

5. 紫外线的危害

(1)常见原因:紫外线是介于电离辐射和可见光之间的电磁波,过强的紫外线会损害人体的皮肤、眼睛和免疫系统等。

(2)实验室紫外线危害的管理措施:①对相关工作人员进行培训,保证安全操作。②相关设备专人管理,专业人员操作。③缩短暴露时间,增加接触距离。

二、临床实验室各种危害的警示标识

国际上对生物危害、化学危害、火的危害、放射危害等设有专门的警示标识,要求在临床实验室、消防疏散通道和紧急出口张贴警告。实验室工作人员和相关人员应熟悉各种警示标识并严格遵守,以预防各种危害的发生。

(一)生物安全标识

国际通用的生物危害警告标识见图9-1,颜色为鲜艳橙色。

1. 实验室入口 在处理危险度2级或更高级别的病原微生物时,实验室入口处应张贴生物危害警告标识。标识下部标有生物安全等级、责任人姓名、电话等信息。

2. 生物安全装备 在生物安全柜、离心机等生物安全设备外面应张贴生物危害警告标识。

(二)感染性物品标识

在保存、运输、处理含有感染性物质的物品外包装上应贴有感染性物品标识,见图9-2。

(三)危险化学品警示标识

1. 爆炸品 在外界因素作用下(如受热、受压、撞击等)能发生剧烈的化学反应,瞬间产生大量的气体和热量,使周围压力急剧上升,发生爆炸(如叠氮钠)。其警示标识见图9-3。

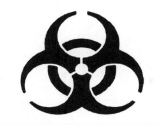

生物危害

授权人员方可进入
生物安全水平:_____
责任人:_____
紧急联系电话:_____
白天电话:_____ 家庭电话:_____
必须得到上述责任人的授权方可进入

图9-1 生物危害警告标识

图9-2 感染性物品标识

图9-3 爆炸品标识

2. 压缩气体或液化气体 在一定温度下,加压后充装在钢瓶里且仍为气态的气体,称压缩气体。在一定温度下加压后充装在钢瓶里变成液态的气体,称液化气体。主要分为易燃气体、不燃气体、有毒气体等。其警示标识见图9-4。

3. 易燃液体 指在常温下以液体状态存在,遇火容易引起燃烧,闪点在45℃以下的物质,如苯、乙醚、甲醇(木醇或木精)、乙醇、丙酮、环辛烷等。其警示标识见图9-5。

4. 氧化剂 如氯酸铵、高锰酸钾、高铁酸钠等药品。其警示标识见图9-6。

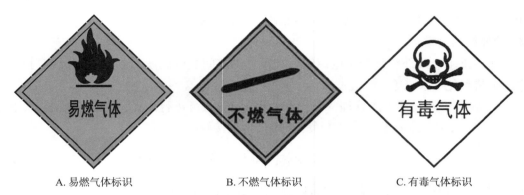

A.易燃气体标识　　　　　　　B.不燃气体标识　　　　　　　C.有毒气体标识

图9-4　压缩气体或液化气体警示标识

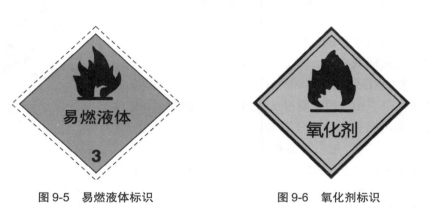

图9-5　易燃液体标识　　　　　　　　　图9-6　氧化剂标识

5. 腐蚀品　包括酸性腐蚀品和碱性腐蚀品。酸性腐蚀品，如盐酸、硝酸、硫酸等；碱性腐蚀品，如氢氧化钠、氢氧化钾、氢氧化锂等。其警示标识见图9-7。

（四）电离辐射标识

实验室区域存在电离辐射危险时，应在门上贴有"当心电离辐射"的警示标识。其警示标识见图9-8。

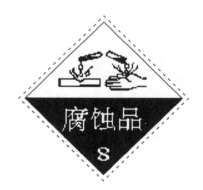

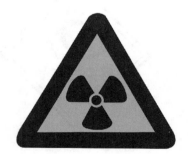

图9-7　腐蚀品标识　　　　　　　图9-8　当心电离辐射标识

三、临床实验室应急事故的处理

临床实验室难免发生意外事件，因此，实验室内应常备急救药品、急救器材，并详细记录事故发生的过程、处理方法及治疗措施，一旦发生意外，请及时通知安全负责人，必要时通知医院相关部门或上报医院生物安全委员会。临床实验室经常发生的应急事故及其处理方法见下列

8点。

1. 容器破碎及感染性物质溢出的处理　①立即用布或纸巾覆盖溢洒物和破碎物,从污染区域外围向中心倾倒消毒剂,将其覆盖并作用适当的时间。②用镊子清理布、纸巾和破碎物品(如玻璃碎片)。③用消毒剂擦拭污染区域,用过的物品等应高压灭菌或浸泡于消毒液内。④全程戴手套操作,如有纸质材料污染,则应复制信息后将原件弃于污染性废弃物容器内。

2. 刺伤、切割伤或擦伤的处理　①用恰当消毒剂清洗双手和受伤部位,必要时进行医学处理。②记录受伤原因和相关微生物,保留完整记录。

3. 潜在危害性气溶胶释放的处理　在生物安全柜以外的处理:①现场所有人员必须立即撤离,暴露人员均应接受医学咨询。②立即通知实验室负责人和生物安全员。③一定时间(如1小时)内严禁人员进入,以使气溶胶排出和较大粒子沉降。如果实验室无中央通风系统,则应延长禁止进入实验室的时间(如24小时)。④张贴"禁止进入"标志,过了相应时间后,在生物安全员指导下,穿戴适当防护服和呼吸保护装备方可进入实验室清除污染。

4. 食入潜在感染性物质的处理　①对受害人行医学处理(如含漱、洗胃、催吐等)。②报告食入材料的鉴定和事故发生细节,保留完整记录。

5. 盛有潜在感染性物质的离心管在离心机内发生破裂　①如果机器运行中离心管发生或怀疑发生破裂,则关闭机器电源。如果机器停止后发生破裂,应立即盖上盖子,然后让机器密闭30min,以使气溶胶沉积。②通知生物安全员。③全程戴手套操作。④玻璃碎片用镊子或夹上棉花进行清理。玻璃碎片、破碎的离心管、离心桶和转子等均应放在无腐蚀性、对相关微生物有杀灭活性的消毒剂内。未破损的带盖离心管放在另一个有消毒剂的容器中,然后回收。⑤离心机内腔用适当浓度的消毒剂擦拭至少两次,然后用水冲洗并干燥。⑥清理使用的全部材料均按感染性废弃物处理。

6. 急救装置的配备　实验室应配备急救箱、灭火器、有效防护化学物质和颗粒滤毒罐的全面罩式防毒面具、全套防护服、房间消毒设备(如喷雾器、甲醛熏蒸器等)、工具(如锤子、斧子等)及划分危险区域界限的器材与警告标识等急救装备。

7. 紧急救助、联系对象　在实验室明显位置张贴实验室负责人的电话号码与地址。

8. 化学试剂中毒的应急处理　最常见的中毒方式是吸入有毒化学试剂的气体、蒸汽、粉尘或烟雾。此时应先将中毒者移至室外,解开其衣领和纽扣,让中毒者做深呼吸,必要时进行人工呼吸,好转后立即送医院处理。其次是化学试剂溅入口、眼中,溅入口中应立即吐出,再用大量水冲洗口腔,溅入眼中先用大量水冲洗,然后根据其性质,选用恰当的洗液清洗,必要时送医院处理。吞食较为少见,主要发生于误食,因此严禁在实验室内饮食,严禁在实验室冰箱内存放食物,离开实验室前要洗手,一旦发生吞食,应根据毒物性质给予解毒,然后立即送医院处理。

（颜慧敏）

第二节　临床实验室质量管理

质量管理(quality control,QC)是指在质量方面指挥和控制组织协调的活动,通常包括制订质量方针和质量目标,并通过质量策划、质量控制和质量改进来实现其全部活动。临床实验室质量管理是指从检验单申请、标本采集、标本检测、报告审核及临床咨询等过程中采取的一系列保证检验质量的方法和措施,其目的是保证临床实验室所出具检验报告的准确性和可靠性。其过程包括检验前、检验过程中和检验后质量管理三个阶段。

一、检验前质量管理

检验前阶段是指临床医生申请检验、患者准备、标本采集、标本运送、标本接收和前处理的过程。60%~80% 的检验误差都由检验标本质量不合格所致，因此做好检验前质量管理是临床实验室质量管理的基础和前提。该阶段主要由医生、护士以及受检者和家属等共同配合完成，具有影响因素复杂、质量缺陷隐蔽、质量责任难确定等特点，需要临床、患者和实验室之间加强沟通和监督，共同努力来保证检验质量。

1. 检验申请　检验申请是检验流程的第一个环节，其信息规范性与完整性对后续检验十分重要。临床医生需要根据就诊者主诉、症状或病情变化作出判断并合理选择检验项目，正确填写申请信息提出检验申请。

2. 标本采集　标本质量的好坏直接关系到检验结果的准确性。标本的质量与患者准备、采集时间、采集方式和部位、采集技术、采集量、采集顺序以及盛装容器和添加剂等有关。标本采集影响因素多，潜在变异性大，需要通过加强采集人员的培训，做到标准化、规范化操作，以达到保证标本质量的目的。

3. 标本转运　标本采集后，红细胞代谢、微生物降解、气体交换、水分蒸发以及渗透作用和光学作用等因素均会影响标本质量，应尽快将标本转运至临床实验室进行处理与检测，以保证检测结果的准确性。

4. 标本核收和拒收　实验室接到标本后应判断标本质量，对合格的标本进行核收，不合格的标本因其严重影响检验结果需要实施拒收，并填写拒收原因、做好拒收登记和联系临床。常见血液标本不合格原因有：标本溶血、抗凝标本凝固、抗凝剂错误、抗凝比例不当等。

5. 标本处理与保存　大多数检验标本在检测前须离心处理，进行正确的离心是获得高质量标本的重要环节。对于当天未能及时检测的标本应按要求处理后正确保存，保存时需注意最大限度维持标本的真实状态，以保证检验结果的准确可靠。

二、检验过程中质量管理

检验过程是指从临床实验室接收到合格标本进行检测开始，直至获得检验结果的过程。要做好检验过程中的质量管理，临床实验室应按照相关行业标准和要求制定标准化和规范化的检验程序文件，对检验过程中的各个要素及质量要求进行有效控制和管理，做好检验结果的量值溯源，全面分析检验过程中的不确定因素，确保检测系统性能可靠和实验操作正确规范。

1. 检测方法的选择　选择性能可靠的检验方法是保证检验质量的前提之一。同一检验项目有多种不同的检验方法，实验室应根据临床需求，结合自身实际，选择合适的检验方法和 / 或试剂盒，并对拟选方法进行精密度、正确度、不确定度、分析特异性、分析灵敏度、检出限、线性范围（可报告范围）等方面的评价。

2. 仪器和试剂　检验仪器设备是检测系统的重要组成部分，仪器设备的正确使用与科学管理不仅关系到其使用寿命，而且影响检验结果的准确性。临床实验室应建立仪器设备检定和校准、使用及维护保养等制度，并安排专人专管，使仪器设备处于最佳状态下运行。试剂包括检测试剂 / 试剂盒、培养基、校准品、质控品等。试剂的质量会直接影响检测结果，因此必须按要求妥善保存、专人专管，并在有效期内使用。

3. 检验程序的质量控制　临床实验室要制定出本实验室所开展的检验项目和所使用的仪器设备的标准操作规程（standard operating procedure，SOP）。该操作规程应具有可操作性、规范性和有效性。检验人员在日常工作中必须严格遵守实验室制定的检验程序进行分析作业。

4. 实验室内部和外部的质量控制 临床实验室应开展室内质量控制以监测检验项目的精密度和分析系统的稳定性,只有当室内质控在控时,才能发出当日的检验结果。除实验室内部质量控制措施外,实验室还应积极参加所有规定项目的室间质量评价活动,未参加室间质量评价的检验项目,应定期组织实验室间检验结果比对。对于参加外部质量评价活动中结果不满意或比对中偏倚较大的项目,应按适宜的程序分析原因和制订纠正措施,以保证检验结果的准确性。

三、检验后质量管理

检验后阶段是指患者标本分析后检验结果发出到临床应用这一阶段,包括检验结果审核和报告、检验结果的解释与咨询服务、检验后标本的保存与处理。检验后质量管理是实验室质量管理的最后一道关口,是全面质量管理的进一步完善和检验工作服务于临床的延伸。检验报告不仅是临床诊断和治疗的重点依据,同时也可能成为避免医疗纠纷的重点依据。检验人员必须熟悉异常结果的复查制度、危急值报告制度和检验数据管理制度,严格遵守报告单签发与审核制度,保证发出检验结果的完整、及时和准确。

检验结果的解释与咨询服务是检验后质量控制重要组成部分。为了做好这一服务,检验人员既要掌握基础医学知识、医学检验知识和技能,又要掌握一定的临床医学知识。同时应该积极与临床医护人员进行信息沟通与学术交流,把有限的检验数据变成高效的诊疗信息,更多、更直接地参与临床的诊断和治疗,从而更好地提高医疗服务质量。

(陈大鹏　颜慧敏)

第三节　临床实验室信息管理

一、临床实验室信息系统的组成

实验室信息管理系统(laboratory information management system,LIS)是采用科学的管理思维和先进的信息技术,实现实验室人员、仪器设备、材料、方法、环境的全面电子化管理,以提升实验室的运行效率和检验质量。传统的 LIS 是将实验室的仪器设备通过计算机网络连接起来,并与医院管理信息系统(hospital information system,HIS)互联互通,协助检验人员对患者检验申请、标本识别、结果报告、质量控制和样本分析等方面的相关数据进行管理。近年来,随着实验室管理要求的提高和区域医疗中心的兴建,LIS 还用于协助实验室进行人员、文件资料、仪器设备、试剂耗材和环境监测等方面的管理,并借助 5G 网络、机器学习和人工智能技术实现跨院区的远程管理和智能化管理。

LIS 主要由硬件部分、操作系统、数据库管理系统、应用软件四部分组成,见图9-9。

1. 硬件部分 包括服务器、客户端和输入输出设备。其中,服务器是核心,能在网络环境下提供高可靠性的共享资源(包括查询、存储、计算等);客户端是检验人员进行操作的电脑、平板电脑等;输入输出设备包括条码打印机、扫描枪、检验结果打印机等。

2. 操作系统 是连接硬件和应用软件之间的桥梁。操作系统提供人与计算机的输入和输出信息交流、光硬盘存贮管理、备份和修复结构,其他软件必须在操作系统软件下才能运行。通常使用的操作系统有:① Windows XP、Win 7、Win 10 等。② macOS(基于 UNIX 开发);③ LINUX;④移动操作系统 Android 和 iOS。

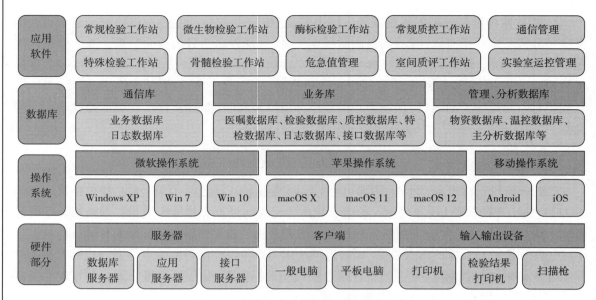

图 9-9　临床实验室信息管理系统的组成

3. 数据库　由数据库软件按照一定的方式对数据进行存储,并可以查询、排序、重组和进行其他操作。数据库一般包括通信库、业务库和管理、分析数据库等。常用的软件有:① Microsoft SQL Server。② Oracle;③ Caché;④ Microsoft Access;⑤ Sybase。⑥ Informix;⑦ Unify。

4. 应用软件　应用软件是 LIS 供用户操作的功能模块。不同厂家开发的 LIS 功能模块有所差异,但通常包括常规检验工作站(适用于临床基础检验、生物化学检验、免疫学检验、分子生物学检验和实验室质量控制等)、微生物检验工作站、骨髓检验工作站、酶标检验工作站及实验室运控管理等。这些软件通过各个功能模块可以实现相应检验工作的信息化管理。

二、临床实验室信息系统功能

ISO 15189 要求实验室信息系统应能满足临床医生检验医嘱和报告单查询,以及实验室检验前、检验中与检验后的信息化、标准化和质量检测指标分析等需求。尽管各个实验室根据工作实际有很多个性化的功能设置,但 LIS 至少应具备如下功能。

(一)基本功能

LIS 基本功能包括:系统设置、检验申请、标本接收与编号、检验结果接收或输入、报告处理、质控管理、查询与统计、资料打印等。

1. 系统设置　系统设置包括用户角色与权限设置、账号登录与密码修改、检验项目信息维护、界面显示设置、打印设置等。

2. 检验申请与采集　LIS 应具备通过 HIS 端申请检验和 LIS 手工登记申请检验的功能。申请检验后,护士工作站执行医嘱并进行标本采集。

3. 标本接收与编号　对采集后送达实验室的合格标本进行集中接收、确认收费,并根据不同检验项目进行唯一性编号处理。页面应能显示患者信息、医嘱信息和标本种类等标本信息。

4. 检验结果接收与输入　LIS 应能够与检验仪器联机,接收检验仪器传送的结果数据,并确保数据接收的准确无误。对未联机设备的检测结果或手工检测结果,应能够输入 LIS 中保存。

5. 报告处理　报告处理页面包括标本信息栏、报告结果栏、工作列表栏等,检验人员通过报告处理功能能够实现检验结果浏览、删除与输入,报告审核或取消审核,批量报告审核或取消审核等。

6. 质控管理　具有质控批号、质控靶值、质控数据输入,质控结果判读,失控结果及纠正措施记录,质控结果统计和报表打印等功能。

7. 操作痕迹记录　LIS记录所有数据修改、删除、输入记录,并形成系统日志。

8. 查询与统计　查询功能包括接收明细查询、标本状态查询、检验项目结果查询、危急值结果查询、报告查询、患者病历信息查询等;统计功能包括工作量统计、专业组项目统计、仪器结果汇总,以及相关实验室质量指标的统计等。此外,还可以设定时间范围、就诊科室、患者类型(门诊、住院、体检)、疾病类型等进行分类查询与统计。

9. 资料打印　包括报告打印、条码打印、质控报表打印、各种明细查询报表打印和统计结果打印等。

10. LIS工作流程　见图9-10。

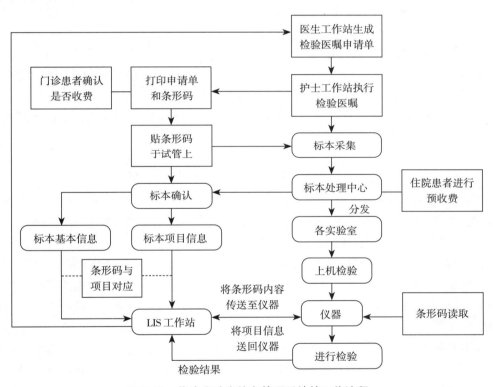

图9-10　临床实验室信息管理系统的工作流程

(二)拓展功能

1. 标本采集提示　正确采集标本(采集方式、抗凝剂或防腐剂的应用、标本的运送等)是保证检验质量的关键。因此,在护士执行医嘱时LIS除了提示患者基本信息(包括姓名、性别、年龄、住院号、病区、床号等)外,还应提示采血要求(使用何种试管、采血量、标本核收的部门等)。

2. 标本动态追踪　LIS能记录标本流转处理各个节点的时间,并实时显示标本状态。

3. 标本自动分拣　通过与分拣设备的联机,可以实现批量标本的自动分拣。

4. 双向通信功能　对支持双向通信的仪器,系统能够实现计算机与仪器的双向控制功能,减少检验人员工作量。

5. 历史结果查询　显示患者自本系统应用以来的所有检验结果。

6. 结果动态分析　显示自本系统建立后所有检验项目结果的动态曲线,有利于临床医生分析实验结果与病情的关系,以及分析后质量控制。

7. 异常结果预警　对一些异常结果进行预警,提醒检验人员复查。

8. 报告自动审核　能够设定报告审核规则,并根据审核规则进行报告自动审核。

9. 危急值提醒与报告　能够设定危急值规则,在出现危急值时提醒检验人员,并通过 HIS 及时提醒临床医生。临床医生未及时处理时,LIS 会再次通知检验人员电话提醒医生。

10. 临床意义查询　提供检验学项目的临床意义查询以协助报告解读与临床诊断。

11. 实验室运控管理　协助实验室对检验质量和科室人员、财务、仪器设备(如仪器校准管理、冰箱温度监控、空气消毒机定时开关等)、试剂耗材、环境监测等方面的全方位管理。

12. 自助报告系统　患者或体检者通过条形码扫描、刷卡(门诊卡、医保卡、身份证)或屏幕输入有效号码(发票号、报核联号、条形码号)等方式自行从自助报告打印机上获取报告单。

13. 身份识别　通过生物识别技术(指纹、掌纹等)识别工作人员及患者、献血者、体检者等的身份,以确保数据的安全性、完整性和溯源性。

14. 临床实验室数据社会化服务平台　基于网络通信平台,建立临床实验室、患者或体检者(或家属)、移动或联通等的信息化服务平台,为患者、体检者或其他用户提供相应检验信息服务。

15. 专家诊断咨询功能　根据患者检验数据,结合临床资料,为临床提出检验诊断的参考意见和建议。

三、临床实验室信息管理发展趋势

随着区域检验中心的发展和 5G 技术、人工智能技术的应用,LIS 已不再局限于单纯的数据储存、处理、报告打印等功能,而是临床实验室管理的重要工具,助力打造区域智慧实验室,推动医学检验的自动化、标准化、智能化、同质化发展。

1. 提升实验室自动化程度　LIS 与全自动静脉采血机器人、标本传输系统、标本前处理系统、全自动检测仪器等设备连接,可实现标本采集、运输、分拣、离心、上机检测等环节的全流程自动化,极大地提高了实验室的效率和检测的精密度,缩短标本检验时间,降低检验人员的感染风险和劳动强度。

2. 推动实验室标准化进程　ISO 15189 实验室认可是国际上通行的对临床实验室技术能力和质量管理进行评价和正式承认的制度,将 ISO 15189 的实验室管理要求和措施借助 LIS 贯彻执行,可有效规范实验室工作流程、推动实验室的标准化建设。

3. 助力实验室智能化决策　在 LIS 中设定标本接收与拒收规则、结果复检规则、报告审核规则、危急值处理规则等内容后,系统可依据相应规则进行智能判断,通过与 HIS 的联通实现自动智能收样、复检、审核报告单和报告危急值。此外,运用机器学习、人工智能技术,LIS 还可依据庞大的数据资源和强大数据管理能力实现对患者的智能诊断、预后判断、个体化诊疗推荐和长期追踪管理。

4. 共享实验区域资源,促进检验质量同质化　区域医疗中心的建设要求 LIS 不仅满足于单一院区内的互联互通,还需要实现区域内资源共享(图 9-11)。借助 5G 网络,可将区域内各级医疗机构、第三方实验室的独立 LIS 进行联通,建立区域检验信息交换平台。通过区域云 LIS、区域实验质量管理平台、标本流转管理平台、数据分析管理平台、试剂管理平台、实验室管理平台等实时监控区域内各实验室的运行状态,促进区域内实验室检验质量的同质化。此外,通过微

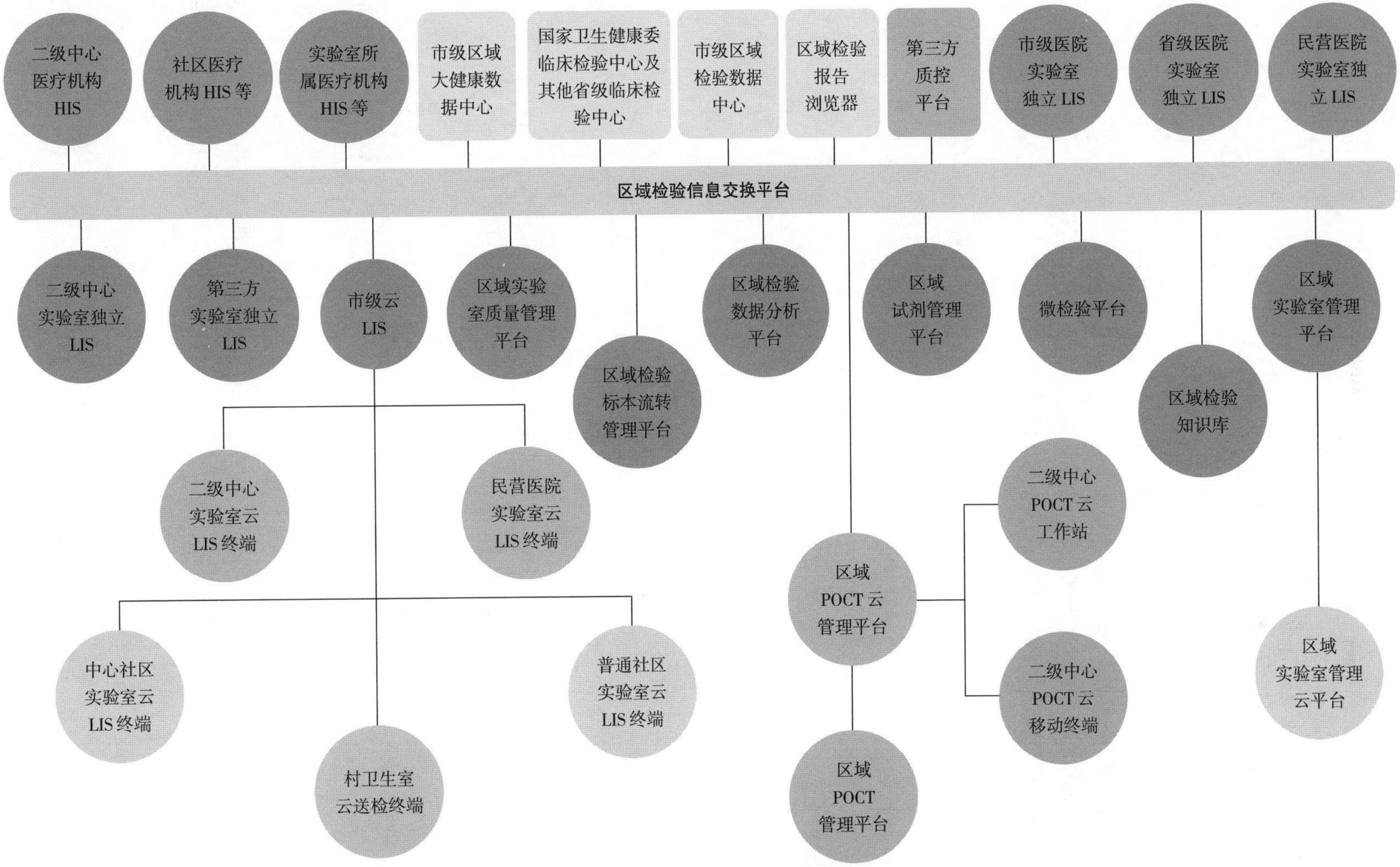

POCT: point-of-care testing, 即时检验

LIS: laboratory information management system, 临床实验室信息管理系统

图 9-11 5G 网络下区域一体化检验信息平台

笔记

检验等平台还可实现手机、平板电脑等移动终端的远程操控。

（王小中　冷　平）

思　考　题

1. 临床实验室为什么要进行质量管理？
2. 临床实验室质量管理包括哪些内容？
3. 如何做好分析前质量控制？
4. 分析后质量控制的主要内容。
5. 临床实验室信息系统的基本组成要素有哪些？
6. 临床实验室信息系统有哪些基本功能？
7. 临床实验室的主要危害源有哪些？
8. 临床实验室常见的应急事故有哪些？如何正确处理？

第十章
临床实验室有关的法律与法规

第一节 概　述

一、基　本　概　念

为了建立健全我国医疗卫生法律体系,加强对医疗机构和医务人员的规范管理,促进我国卫生健康事业发展,推进健康中国建设,国家制定了一系列包括与临床实验室管理有关的卫生法律法规、部门规章以及国家及卫生行业标准等规范性文件。学习有关的法律法规等知识,可以使临床实验室工作人员了解执业活动中应承担的义务和享有的权利,从而促进依法执业和规范行医,有效保障医务人员自身和服务对象的安全及合法权利。

(一)法律与法规

1. 定义　法律有狭义及广义之分,狭义的法律指国家立法机关制定的规范性文件;广义的法律泛指国家制定或认可并由国家强制力保证执行的行为规范。可见,广义上的法律除了国家立法机关制定的规范性文件以外,还包括其他国家机关制定或认可的行为规则,如国家行政机关制定的行政法规、地方国家权力机关制定的地方性法规等。

2. 分类　依据不同标准,法律可有不同的分类体系。根据内容和效力不同,分为根本法和普通法。根本法即宪法,具有最高法律效力,规定国家制度、公民的基本权利和义务、国家机构的设置等内容。普通法规定国家的某项制度或调整某类社会关系,法律效力次于根本法。根据法律的调节手段不同,分为民事法、行政法和刑事法。根据法律所调节的社会关系不同,分为经济法、劳动法、教育法和卫生法等。

(二)卫生法律与法规

1. 医疗卫生法的概念　医疗卫生法是指由国家制定或认可,并由国家强制力保证实施的关于医疗卫生方面法律规范的总和。医疗卫生法是我国法律体系的一个组成部分,它通过对各项权利和义务的规定,调整、确认、保护和发展各种医学法律关系和医疗卫生秩序,旨在保障人民健康,促进卫生事业发展。

2. 医疗卫生法律关系的构成　与其他法律关系一样,医疗卫生法律关系由主体、客体、内容三个相互关联的基本要素构成。

(1)主体:指医疗卫生法律关系的参加者,具体指享有卫生权利、承担卫生义务的单位及个人,包括卫生行政部门、医疗卫生机构、企事业单位、社会团体和公民等。

(2)客体:卫生法律关系主体权利和义务的指向对象,包括人的生命健康权、物、行为和智力成果等。医疗卫生法律关系最高层次的客体是生命和健康。医疗卫生具体的法律关系具有各自的具体客体,如在临床实验室服务活动中,各种检验行为就是法律关系中客体的范畴。

（3）内容：卫生法律关系的主体依法享有的卫生权利及应承担的卫生义务，是卫生法律关系的基础。如临床实验室人员的权利是依法实施临床检验技术服务，并获得相应的报酬，其义务是为服务对象提供及时、准确的检验结果。

（三）医疗卫生法律责任

1. 医疗卫生法律责任的概念和特点　医疗卫生法律责任是指医疗卫生法的主体由于违反卫生法律规定，侵犯了他人的合法权利而必须承担的法律义务。其特点包括：①与违法行为相联系。②内容是法律明确规定的。③具有国家强制性，由国家司法机关和国家授权的行政机关依法追究法律责任，并由国家强制力保证其执行。

2. 医疗卫生法律责任的分类　根据违法行为和法律责任的性质及法律责任承担的方式不同，可分为行政责任、民事责任及刑事责任。

（1）行政责任：指从事与卫生事业有关的企事业单位和工作人员，违反卫生法中有关行政管理方面的法律法规，尚未构成犯罪所应承担的法律责任，包括行政处罚和行政处分。行政处罚指卫生行政机关或者法律法规授权组织给予违反卫生法的单位、组织或个人作出的警告、罚款、没收违法所得、责令停产停业、吊销许可证等行政制裁。行政处分是指卫生行政机关或企事业单位对所属的违法失职人员实施的纪律惩罚，包括警告、记过、记大过、降级、开除等。

（2）民事责任：指从事与卫生事业有关的机构和工作人员违反法律规定侵害公民健康权益时，应对受害人承担损害赔偿的责任。民事责任主要是弥补受害方当事人的损失，以财产责任为主。

（3）刑事责任：指行为人实施了刑事法律在医药卫生方面禁止的行为而所必须承担的法律后果。卫生法律法规对刑事责任的规定，是直接引用刑法中有关条款的规定。承担刑事责任的方式是刑事处罚。

二、医疗事故及处理

为正确处理医疗事故，保护医患双方的合法权益，维护医疗秩序，保障医疗安全，促进医学科学的发展，国务院和卫生部于2002年先后颁布了《医疗事故处理条例》《医疗事故分级标准（试行）》和《医疗事故技术鉴定暂行办法》。这些文件的颁布和实施使我国医疗事故的处理走上了规范化、法治化的轨道。

（一）医疗事故的定义及特征

1. 定义　医疗事故是指医疗机构及其医务人员在医疗活动中，违反医疗卫生管理法律、行政法规、部门规章和诊疗护理规范、常规，过失造成患者人身损害的事故。

2. 特征　医疗事故特征及构成要件如下。

（1）医疗事故的主体是合法的医疗机构及其医务人员。

（2）医疗事故的直接行为人在诊疗护理中存在主观过失。

（3）责任主体违反了医疗卫生管理法律法规和诊疗护理规范、常规。

（4）造成严重的不良后果，包括患者死亡、残疾、组织器官损伤导致功能障碍等事实。

（5）危害行为和危害结果之间必须有直接的因果关系。

具有下列情形之一的，不属于医疗事故：①在紧急情况下为抢救生命垂危患者而采取紧急医学措施造成不良后果。②在医疗活动中由于患者病情异常或者患者体质特殊而发生医疗意外。③在现有医学科学技术条件下，发生无法预料或者不能防范的不良后果。④无过错输血感染造成不良后果。⑤因患方原因延误诊疗导致不良后果。⑥因不可抗力造成不良后果。

（二）医疗事故等级

根据对患者人身造成的损害程度，《医疗事故处理条例》将医疗事故分为4个等级。《医疗事故分级标准（试行）》进一步细化了医疗事故等级，并列举了各等级医疗事故中常见的造成患者人身损害后果的情形。

1. 一级医疗事故 指造成患者死亡、重度残疾。又分为甲等、乙等2个等级。

2. 二级医疗事故 指造成患者中度残疾、器官组织损伤导致严重功能障碍。又分二级甲等、乙等、丙等、丁等共4个等级。

3. 三级医疗事故 指造成患者轻度残疾、器官组织损伤导致一般功能障碍。又分为三级甲等、乙等、丙等、丁等、戊等共5个等级。

4. 四级医疗事故 指造成患者明显人身损害的其他后果的医疗事故。四级未分等级。

（三）医疗事故处理

医疗机构应当制订防范、处理医疗事故的预案，预防医疗事故的发生。当发生或发现医疗事故时，应立即采取有效措施，避免或减轻对患者身体健康的损害，防止损害扩大，同时须进行一系列其他正确处理，避免或减少争议。

1. 医疗事故的报告 医务人员在医疗活动中发生或者发现医疗事故、可能引起医疗事故的医疗过失行为或者发生医疗事故争议的，应当按照规定逐级报告。负责医疗服务质量监控的部门或者专（兼）职人员接到报告后，应当立即进行调查、核实，将有关情况如实向医疗机构负责人报告，并向患者通报、解释。发生重大医疗过失行为的，如导致患者死亡或者可能为二级以上的医疗事故，或者导致3人以上人身损害后果等情况时，医疗机构应当在12小时内向所在地卫生行政部门报告。

2. 医疗事故的技术鉴定 发生医疗事故的医患双方解决医疗事故争议，首次进行医疗事故技术鉴定时，由双方当事人共同书面委托医疗机构所在地负责医疗事故技术鉴定工作的医学会组织鉴定。医学会组织专家鉴定组，依照相应法律法规，运用医学科学原理和专业知识，独立进行医疗事故技术鉴定，为处理医疗事故争议提供医学依据。

3. 医疗事故的行政处理 发生医疗事故争议时，当事人可以向医疗机构所在地的县或市辖区人民政府卫生行政部门提出处理申请，卫生行政部门应当根据相关法律法规，对发生医疗事故的医疗机构和医务人员作出行政处理，可给予警告、暂停执业活动直至吊销执业许可证和执业证书等处理。医疗事故争议由双方当事人自行协商解决的，医疗机构也应向所在地卫生行政部门作出书面报告，并附具协议书。

4. 医疗事故的赔偿 发生医疗事故赔偿等民事责任争议，医患双方可以协商解决；不愿意协商或协商不成时，当事人可向卫生行政部门提出调解申请，也可直接向人民法院提起民事诉讼。医疗事故赔偿，应当考虑医疗事故等级、医疗过失行为在医疗事故损害后果中的责任程度、医疗事故损害后果与患者原有疾病状况之间的关系等因素，确定赔偿的具体数额。

5. 医疗事故的刑事处罚 《医疗事故处理条例》第五十五条规定，医疗机构发生医疗事故情节严重的，对负有责任的医务人员依照刑法关于医疗事故罪的规定，依法追究刑事责任。《中华人民共和国刑法》第335条规定，医务人员由于严重不负责任，造成就诊人死亡或者严重损害就诊人身体健康的，处3年以下有期徒刑或者拘役。

（刘洪波 龚道元）

第二节　临床实验室有关的法律法规

一、临床实验室有关的法律法规

（一）临床实验室有关的法律法规

为了规范医疗卫生行为，保障医疗安全和公共卫生安全，国家制定了一系列卫生法律与法规，在一定程度上规范了临床实验室的管理。

1.《中华人民共和国医师法》 2021年8月20日中华人民共和国主席令第九十四号公布。本法规定了执业医师考试和注册、执业规则、培训和考核、保障措施、法律责任等内容。虽然本法主要针对执业医师和执业助理医师，但对医学其他专业的执业管理也有一定的借鉴意义。

2.《中华人民共和国生物安全法》 2020年10月17日中华人民共和国主席令第五十六号公布。本法的颁布与实施具有里程碑式意义，标志着我国生物安全进入依法治理的新阶段。本法的制定是为了维护国家安全，防范和应对生物安全风险，保障人民生命健康，保护生物资源和生态环境，促进生物技术健康发展，推动构建人类命运共同体，实现人与自然和谐共生。从事防控重大新发突发传染病、生物技术研发与应用、病原微生物实验室生物安全管理、人类遗传资源与生物资源安全管理、应对微生物耐药和防范生物恐怖袭击等活动应遵照本法。

3.《中华人民共和国传染病防治法》 1989年2月21日中华人民共和国主席令第十五号公布，分别于2004年8月和2013年6月进行了两次修订。本法的制定是为了预防、控制和消除传染病的发生与流行，保障人体健康和公共卫生。它规定了传染病预防、疫情报告、通报和公布、疫情控制、医疗救治、监督管理、保障措施和法律责任等方面内容，要求疾病预防控制机构、医疗机构的实验室和病原微生物实验室应符合国家规定的条件和技术标准，建立严格的监督管理制度，严防传染病病原体的实验室感染和病原微生物的扩散。

4.《中华人民共和国献血法》 1997年12月29日中华人民共和国主席令第九十三号公布。本法是为了保证临床用血需要和安全，保障献血者和用血者身体健康，发扬人道主义精神，促进物质文明和精神文明建设，首次以法律形式确定了在我国实行无偿献血制度，同时对献血工作中各级人民政府及有关部门的职责，适龄健康公民的权利、义务，采血机构、医疗机构在采供血工作中的责任以及对违法采血、用血行为的处罚等一系列问题都作出了明确的规定。

5.《医疗机构管理条例》 1994年2月26日国务院令第149号发布，分别于2016年2月、2022年3月两次修订。本条例是我国医疗机构监管领域的基本法律文件，对整个医疗行业发展具有重要指引和规范作用。它明确了医疗机构所包括的类型，强调了其服务宗旨，鼓励多种形式兴办医疗机构等，并对医疗机构的规划布局和设置审批、登记、执业、监督管理和违反后的具体处罚作出了规定。

6.《医疗事故处理条例》 2002年4月4日国务院令第351号发布。条例对医疗事故的定义及其分级标准作出了界定，并对医疗事故的预防与处置、技术鉴定、行政处理与监督、赔偿和罚则等作出了规定。临床实验室执业行为是医疗工作不可缺少的组成部分，直接影响医疗质量、医疗安全和患者的健康。提高临床实验室从业人员的法律意识，恪守职业道德，防范医疗事故的发生是实验室管理的重要内容。

7.《医疗废物管理条例》 2003年6月16日国务院令第380号公布，2011年1月进行了修订。本条例突出体现了医疗废物从产生到处置的全过程管理原则。根据该条例，卫生部又制定了《医疗卫生机构医疗废物管理办法》。该办法规定了包括医疗卫生机构对医疗废物的管理职责、医疗废物的分类收集、运送与暂时贮存、人员培训和职业安全防护、监督管理以及违反后的罚则等方面。临床实验室涉及的各种人体标本等材料均具有潜在的生物危害,必须遵照该条例和办法的规定进行规范处理。

8.《病原微生物实验室生物安全管理条例》 2004 年 11 月 12 日国务院令第 424 号公布,2016 年 2 月和 2018 年 3 月两次修订。本条例是我国第一个具有法律效力的病原微生物安全方面的法规,其制定是为了加强病原微生物实验室生物安全管理,保护实验室工作人员和公众的健康。条例对病原微生物的分类和管理、实验室的设立与管理、实验室感染控制、监督管理和法律责任等生物安全提出了强制性的要求。

9.《中华人民共和国人类遗传资源管理条例》 2019 年 5 月 28 日国务院令第 717 号公布。本条例是为了有效保护和合理利用我国人类遗传资源,维护公众健康、国家安全和社会公共利益而制定。采集、保藏、利用、对外提供我国人类遗传资源材料和信息,均应遵守本条例。临床实验室是医疗机构中人类遗传资源比较集中的地方,应特别加强人类遗传资源的规范管理。

10.《艾滋病防治条例》 2006 年 1 月 29 日国务院令第 457 号公布,2019 年 3 月修订。本条例的制定是为了预防、控制艾滋病的发生与流行,保障人体健康和公共卫生。条例规定了艾滋病防治的宣传教育、预防与控制、治疗与救助以及保障措施和法律责任等方面内容。临床实验室开展艾滋病实验室检测应特别注意遵守标准防护原则,严格执行操作规程和消毒管理制度,防止发生艾滋病医源性感染。

(二)临床实验室有关的部门规章

根据相关的法律法规,国家卫生行政部门制定了临床实验室相关的部门规章,为临床实验室的建设、检验质量、生物安全等的规范管理提供了遵循。

1.《医疗机构临床实验室管理办法》 2006 年 2 月 27 日卫生部发布,2020 年 7 月进行了修订。本办法是国内第一部专门针对临床实验室管理的部门规章。它规定了医疗机构临床实验室的工作范围、一般管理、质量管理、安全管理和监督管理等,是医疗机构临床实验室建设和管理的依据,目的是保证临床实验室按照安全、准确、及时、有效、经济、便民和保护患者隐私的原则开展临床检验工作。

2.《医疗机构临床基因扩增管理办法》 2010 年 12 月由卫生部办公厅发布。本办法是为了规范临床基因扩增实验室管理,保障临床基因扩增检验质量和实验室生物安全,保证临床诊断和治疗科学性、合理性而制定。其内容包括临床基因扩增检验实验室设置申请与审核、质量管理和监督管理等。文件把临床基因扩增实验室纳入法制化管理范围,按临床实验室认可的程序进行验收,是我国临床实验室第一个"准入"的项目。

3.《突发公共卫生事件与传染病疫情监测信息报告管理办法》 2003 年 11 月 7 日卫生部令第 37 号发布,2006 年 8 月和 2018 年 8 月两次修订。本办法规定了医疗机构应承担责任范围内的突发公共卫生事件和传染病疫情监测信息报告任务,强调了突发公共卫生事件与传染病疫情监测信息报告必须坚持依法管理、分级负责、快速准确和安全高效的原则,任何单位和个人必须按照规定及时如实报告突发公共卫生事件与传染病疫情信息。

4.《涉及人的生物医学研究伦理审查办法》 由国家卫生和计划生育委员会于 2016 年 10 月 12 日发布。本办法旨在规范医疗卫生机构开展涉及人的生物医学研究伦理审查工作,以保护人的生命和健康,维护人的尊严,尊重和保护受试者的合法权益。在临床实验室收集、记录、使用、报告或者储存有关人的样本或者医疗记录等进行科学研究,需遵照本办法,应提交伦理审查以及获取受试者的知情同意等。

5.《可感染人类的高致病性病原微生物菌(毒)种或样本运输管理规定》 2005 年 12 月 28

日卫生部令第45号公布。本规定的制定是为了加强可感染人类的高致病性病原微生物菌（毒）种或样本运输的管理，保障人体健康和公共卫生。本规定明确了可感染人类的高致病性病原微生物是指在《人间传染的病原微生物名录》中规定的第一类、第二类病原微生物，运输高致病性病原微生物菌（毒）种或样本应向省级卫生行政部门提出申请，运输的容器或包装材料应达到一定的标准、要求等，接收单位应具备一定的资格条件等。

6.《医疗机构临床检验项目目录（2013版）》 2013年8月7日中国卫医发〔2013〕9号公布。本目录包含了临床检验5个亚专业共1462个检验项目。医疗机构必须按照本目录规定的临床检验项目和检验方法开展临床检验工作，并建立和完善临床检验项目管理制度。对于未列入目录，但临床意义明确、特异性和敏感性较好、价格效益合理的临床检验项目，需进行严格论证和审批。

此外，与临床实验室相关的还有许多其他部门规章，如《医疗机构临床用血管理办法》《结核病防治管理办法》等。这些规范性文件对于医疗机构等均具有强制性，临床实验室必须严格遵守相关规定进行实验室管理和开展临床检验工作。

（三）临床实验室有关的国家及行业标准

为加强临床实验室科学管理，提高检验结果质量，依据国际通用标准，对临床实验室的质量管理和安全管理提出标准化要求。国家临床检验标准专业委员会等已制定多项国家及卫生行业标准，包括相关政策和法规配套的管理标准或准则、疾病相关的医学检验实用准则、技术规范和指南以及检测项目的参考体系标准等，如《国家检验医学中心设置标准》《病原微生物实验室生物安全通用准则》《临床化学检验基本技术标准》《临床输血技术规范》《全国艾滋病检测技术规范》等。截至2022年10月2日，共发布临床检验卫生标准125项，其中22项标准已废止或被替代，现行有效的卫生标准有103项，涉及生化检验、体液检验、血液检验、免疫检验、微生物检验、实验室管理等多方面。科学管理和规范操作，对提高我国临床实验室检验结果准确性和可比性，起到了极大的推动作用。

二、临床实验室工作中的违法与犯罪

1. 非法采集、供应血液、制作、供应血液制品事故罪 是指非法采集、供应血液或者制作、供应血液制品，不符合国家规定的标准，足以危害人体健康的行为。《中华人民共和国刑法》第334条第1款规定，犯本罪，足以危害人体健康的，处5年以下有期徒刑或者拘役，并处罚金；对人体健康造成严重危害的，处5年以上10年以下有期徒刑，并处罚金；造成特别严重后果的，处10年以上有期徒刑或者无期徒刑，并处罚金或者没收财产。

2. 传播菌种、毒种扩散罪 指从事实验、保藏、携带、运输传染病菌种、毒种的人员，违反国务院卫生行政部门的有关规定，造成传染病菌种、毒种扩散，后果严重的行为。相关管理规定包括一般性管理规定如《中华人民共和国传染病防治法》及其实施办法等和专门性管理办法如《医院感染管理办法》《人间传染的病原微生物菌（毒）种保藏机构管理办法》等。根据刑法第331条之规定，犯本罪处3年以下有期徒刑或者拘役；后果特别严重的，处3年以上7年以下有期徒刑。

3. 不报、瞒报、缓报、谎报传染病疫情 《中华人民共和国传染病防治法》及《突发公共卫生事件与传染病疫情监测信息报告管理办法》对传染病疫情报告作出了规定，要求医疗机构等责任报告单位及其执行职务的责任疫情报告人员发现传染病疫情时，须按照规定的时限、方式、程序、内容进行报告，如发现甲类传染病患者时，实行网络直报的责任报告单位应于2小时内将传染病报告卡通过网络报告。未按照规定报告传染病疫情的，可给予行政处分、经济处罚；造成严重后果构成犯罪的,依据刑法追究刑事责任。

4. 篡改伪造检验报告　因受利益驱动或基于不可告人的目的(司法造假、酒驾、骗保等),将检验报告结果私自进行修改、涂改,或未进行检查即随意填写与被检者情况相反或模棱两可的结果,造成有"异常"的状况,欺骗被检者进一步检查、治疗等。这些涉嫌篡改检验报告的造假行为,触犯《医疗事故处理条例》第二章第九条:严禁涂改、伪造、隐匿、销毁或者抢夺病历资料。如出现将会受到行政处分或者纪律处分;情节严重的,将被吊销执业证书或资格证书;扰乱正常医疗秩序或医疗事故技术鉴定工作的,可追究刑事责任。

5. 非法采集人类遗传资源、走私人类遗传资源材料罪　指以非法采集我国人类遗传资源或非法运送、邮寄、携带我国人类遗传资源材料出境等形式,危害我国公众健康或者社会公共利益的犯罪行为。该行为违反了《中华人民共和国生物安全法》和《中华人民共和国人类遗传资源管理条例》等有关规定。根据《中华人民共和国刑法》第 334 条之一,犯本罪情节严重的,处 3 年以下有期徒刑、拘役或者管制,并处或者单处罚金;情节特别严重的,处 3 年以上 7 年以下有期徒刑,并处罚金。

三、临床实验室减少医疗事故与纠纷的措施

随着我国医药卫生体制改革的不断深化,我国卫生健康事业取得了长足进步,但是人民日益增长的健康需求与医疗服务水平有待提升的矛盾依旧突出,医患关系仍较紧张,医疗纠纷仍然频发,医疗事故时有发生。为了有效防范医疗事故和减少医疗纠纷的发生,临床实验室必须从自身做起,强化法律意识,加强医德教育,规范实验室管理,优化检验流程,提高技术水平,加强医患沟通,增强服务意识,不断改进服务质量。

1. 增强法制观念,增强法律意识　临床实验室要加强对实验室全体工作人员的法制宣传和教育,认真组织学习临床实验室相关的法律法规和规章制度,坚决杜绝违反法律法规的行为,如检验项目不符合卫生行政部门准入范围,检验仪器、试剂三证不全或过期,检验收费未经物价部门核准等,从而增强守法依规的自觉性,提高依法执业的能力水平,防范医疗纠纷和医疗事故的发生。

2. 加强医德医风教育,增强责任意识　提高医务人员的道德素养是预防医疗纠纷的思想基础。对临床实验室人员进行经常性、针对性的职业道德、职业责任和职业纪律为主的医德教育,引导树立恪守医德、爱岗敬业、乐于奉献的人生观、价值观,增强以患者为中心的服务意识,从而减少医患矛盾和纠纷。

3. 健全质量管理体系,规范实验室管理　以 ISO 15189 为质量管理标准,建立健全医学检验质量管理体系,遵守相关技术规范和标准,落实分析前、分析中、分析后三个阶段的质量管理制度、检验项目和检验仪器等标准操作规程、质量管理流程和保证措施等,严格开展室内质量控制,按要求参加室间质量评价,建立检验报告审核与发放制度,设立、量化并监控质控指标,从而对分析全过程以及"人员、机器、原料、方法、环境"全要素落实全面规范的质量管理和控制,提高检验质量,防范检验医疗事故和纠纷的发生。

4. 加强业务技能培训,提高检验质量　大力开展技术培训,提高实验室人员业务技能和综合素质,是防范医疗事故和差错发生的重要保证。临床检验工作人员除了要有明确的资质和能力要求外,还要有针对性上岗、轮岗、在岗定期培训及考核,持续性地继续教育,开展对学科新知识、新技术和新进展的学习,有计划、有步骤地实施人才培养,不断提高业务技能。

5. 增强服务意识,加强与临床和患者沟通　实验室要根据临床需求开展相应服务,并与临床建立有效的沟通机制,保持密切的联系。定期与临床科室召开讨论或座谈会,进行交流沟通

和征求意见；通过电话或网络等多种形式和途径，及时接受临床咨询和对检验结果解释；遇到特殊异常结果，应主动查找原因，及时与医护人员联系等，从而不断改进服务质量。临床实验室的"窗口"岗位工作人员，要特别注重服务意识，改善服务态度，提高与患者的沟通技巧。另外，临床实验室可通过优化检验流程、完善信息系统等方式，提供便捷、及时的检验信息服务，如检验报告信息主动推送或网络自主查询服务等，不断改善就医环境，建立和谐的医患关系。

　　总之，临床实验室要积极主动地适应时代需求，切实提高工作责任心，转变服务模式和理念，真正做到"以患者为中心，以质量为核心"，加强质量管理，提高服务水平，及时为临床和患者提供准确、可靠的检验结果，只有这样才能有效地防范医疗纠纷和医疗事故的发生，更好地为临床和患者服务。

（刘双全　冷　平）

思 考 题

1. 医疗卫生法律责任的概念和分类。
2. 医疗事故的构成要件有哪些？
3. 发生医疗事故后医疗机构、医务人员及相关管理人员应如何处理？
4. 与临床实验室有关的法律法规有哪些？
5. 临床实验室中常见的违法犯罪有哪些？
6. 如何减少临床实验室医疗事故和纠纷的发生？

参 考 文 献

1. 毕开顺. 药学导论 [M].4 版. 北京: 人民卫生出版社, 2016.

2. 陈亚新, 王大健. 当代医学伦理学 [M]. 北京: 科学技术出版社, 2002.

3. 樊绮诗, 钱士匀. 临床检验仪器与技术 [M]. 北京: 人民卫生出版社, 2015.

4. 冯泽永. 医学伦理学 [M].3 版. 北京: 科学技术出版社, 2012.

5. 龚道元, 孙晓春, 曾涛. 临床输血检验技术 [M].2 版. 北京: 人民卫生出版社, 2020.

6. 龚道元, 胥文春, 郑峻松. 临床基础检验学 [M]. 北京: 人民卫生出版社, 2017.

7. 龚道元, 徐克前, 林发全. 医学检验导论 [M]. 北京: 人民卫生出版社, 2016.

8. 龚道元, 张纪云. 临床检验基础 [M].4 版. 北京: 人民卫生出版社, 2015.

9. 龚道元, 张式鸿, 张国军. 医学检验基本技术与设备 [M]. 北京: 人民卫生出版社, 2022.

10. 龚道元, 赵建宏, 康熙雄. 临床实验室管理学 [M].2 版. 武汉: 华中科技大学出版社, 2020.

11. 顾鸣敏. 医学导论 [M]. 上海: 上海科学技术出版社, 2001.

12. 和水祥, 黄钢, 万学红. 临床医学导论 [M]. 北京: 人民卫生出版社, 2021.

13. 胡继春, 张子龙, 杜光. 医学社会学 [M].2 版. 武汉: 华中科技大学出版社, 2014.

14. 胡丽华. 临床输血学检验技术 [M]. 北京: 人民卫生出版社, 2015.

15. 姜安丽, 段志光. 护理教育学 [M].4 版. 北京: 人民卫生出版社, 2017.

16. 李爱冬. 医学生课程导论 [M]. 北京: 科学出版社, 2006.

17. 李金明, 刘辉. 临床免疫学检验技术 [M]. 北京: 人民卫生出版社, 2015.

18. 李小妹, 冯先琼. 护理学导论 [M].4 版. 北京: 人民卫生出版社, 2017.

19. 刘成玉, 林发全. 临床检验基础 [M].3 版. 北京: 中国医药科技出版社, 2015.

20. 刘运德, 楼永良. 临床微生物学检验技术 [M]. 北京: 人民卫生出版社, 2015.

21. 吕建新, 王晓春. 临床分子生物学检验技术 [M]. 北京: 人民卫生出版社, 2015.

22. 马建辉, 闻德亮. 医学导论 [M].5 版. 北京: 人民卫生出版社, 2018.

23. 尚红, 王疏三, 申子瑜. 全国临床检验操作规程 [M].4 版. 北京: 人民卫生出版社, 2015.

24. 沈胜娟, 王悦. 医学导论 [M]. 上海: 第二军医大学出版社, 2010.

25. 石作荣. 中医学导论 [M]. 北京: 人民卫生出版社, 2018.

26. 史瑞芬, 史宝欣. 护士人文修养 [M]. 北京: 人民卫生出版社, 2015.

27. 宋海波, 戴立忠, 邹炳德, 等. 中国体外诊断产业发展蓝皮书 (2018 年卷) [M]. 上海: 上海科学技术出版社, 2020.

28. 孙荣伍, 王鸿利. 临床实验诊断学 [M]. 上海: 上海科学技术出版社, 2001.

29. 王明旭, 赵明杰. 医学伦理学 [M].5 版. 北京: 人民卫生出版社, 2018.

30. 夏宁邵, 郑铁生. 体外诊断产业技术 [M]. 北京: 人民卫生出版社, 2018.

31. 夏薇, 陈婷梅. 临床血液学检验技术 [M]. 北京: 人民卫生出版社, 2015.

32. 徐克前,李燕.临床生物化学检验 [M].武汉:华中科技大学出版社,2013.

33. 徐克前.医学检验创新创业教程 [M].北京:人民卫生出版社,2020.

34. 许文荣,林东红.临床基础检验学技术 [M].北京:人民卫生出版社,2015.

35. 颜虹,沈华浩,侯晓华.医学导论 [M].2 版.北京:人民卫生出版社,2021.

36. 杨惠,王成彬.临床实验室管理 [M].北京:人民卫生出版社,2015.

37. 尹一兵,倪培华.临床生物化学检验技术 [M].北京:人民卫生出版社,2015.

38. 余新炳.实验室生物安全 [M].北京:高等教育出版社,2015.

39. 郑建中.医学导论 [M].北京:人民卫生出版社,2020.

40. 郑文清,周宏菊.现代医学伦理学导论 [M].湖北:武汉大学出版社,2012.